AF296644

LES MÉDECINS

PENDANT LA RÉVOLUTION

1789-99

DU MÊME AUTEUR

—

Hygiène des classes industrielles.
Paris. COLLAS, 1827.

Éléments d'Histoire naturelle.
Paris. DELALAIN, 1834.

Avant d'entrer dans le monde.
Paris. RENOUARD, 1845.

Histoire critique de la Doctrine physiologique.
Paris. J.-B. BAILLIÈRE, 1847.

Des classes moyennes dans la démocratie.
Paris. GUILLAUMIN, 1858.

Lunéville et sa division de cavalerie.
1858.

L'Histoire et la Philosophie dans leurs rapports avec la médecine.
Paris. V. MASSON, 1863.

De la guerre sociale.
Paris. LACHAUD, 1871.

Les Médecins au théâtre depuis Molière jusqu'à nos jours.
Paris. DENTU, 1881.

L'Esprit de Montaigne.
Ouvrage posthume publié par sa famille.
Paris. PERRIN et Cie, 1886.

LES MÉDECINS

PENDANT

LA RÉVOLUTION

1789-99

PAR

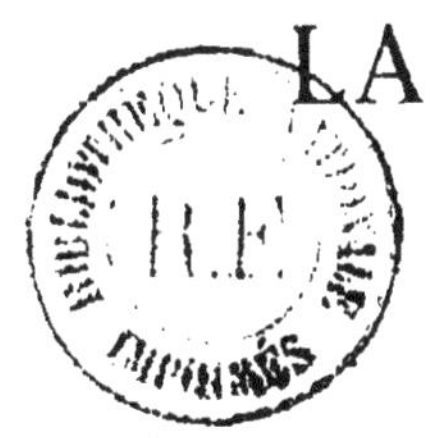

LE DOCTEUR CONSTANT SAUCEROTTE

Chevalier de la Légion d'honneur
Officier de l'Instruction publique
Médecin en chef honoraire d'hôpital
Membre correspondant de l'Académie de Médecine, etc.

> « Que de choses il y aurait à dire
> sur le rôle que les médecins peuvent
> être appelés à remplir dans les
> drames d'une révolution ; des luttes
> qu'ils peuvent avoir à soutenir, et
> de cette suprême protection que tout
> être souffrant est en droit d'at-
> tendre d'eux. »
>
> (DUBOIS, d'Amiens, *Éloge
> de Hallé.*)

OUVRAGE POSTHUME PUBLIÉ PAR SA FAMILLE

PARIS

LIBRAIRIE ACADÉMIQUE DIDIER

PERRIN ET Cie, LIBRAIRES-ÉDITEURS

35, QUAI DES GRANDS AUGUSTINS

1887

NANCY. — TYP. G. CRÉPIN-LEBLOND, PASSAGE DU CASINO.

PRÉFACE.

—

Quand après cinquante-sept ans de labeurs, l'auteur de ce travail, vaincu par le retour inattendu de longues souffrances, laissa tomber sa plume, il mettait une dernière fois la main à l'œuvre que nous publions aujourd'hui.

Ceux qu'il a laissés après lui n'ont point voulu ensevelir dans l'oubli ce dernier hommage rendu à une profession qui avait été l'honneur et l'intérêt de sa vie, ce témoignage d'une infatigable ardeur au travail qui avait résisté aux atteintes de l'âge et de la maladie.

L'auteur avait placé lui-même, en tête d'un de ses cahiers d'étude, le passage d'un grand écrivain que nous reproduisons ici. Le lecteur y trouvera la pensée directrice de sa vie toute entière exprimée par G. Sand :

« Je suis arrivé à penser que c'était un
« devoir d'apprendre à étudier, même dans
« la vieillesse et sans souci du terme plus ou
« moins rapproché qui mettra fin à l'entre-
« prise. Si chaque jour qui s'écoule fait passer
« dans notre âme, un peu plus avant, des
« notions qui l'enflamment et stimulent le
« cœur, aucun jour n'est perdu, et le passé
« qui s'écoule n'est pas un bien qui nous
« échappe, C'est un ruisseau **qui se** hâte de
« remplir le bassin où nous pouvons toujours
« nous désaltérer, et où se noie le chagrin
« des jeunes années..... L'année où l'on vit
« dans la loi de son progrès est toujours la
« meilleure. »

AVANT-PROPOS.

—

J'ai essayé de montrer, dans l'étude qu'on va lire, les médecins en face de la Révolution : les conditions dans lesquelles elle les trouve, la position qu'elle leur fait, la part qu'ils y prennent.

Qui chercherait dans ces pages une intention politique serait assurément déçu ! Je n'ai eu d'autre souci, je n'y soutiens d'autre cause que celle de l'indépendance et de la dignité de notre profession. Je ne pouvais me restreindre à de pures notices biographiques qui eussent fait perdre la vue de l'ensemble ; mais les considérations générales qui leur servent d'introduction ou de brefs commentaires n'ont eu d'autre but que de mieux éclairer la scène où se meuvent mes personnages, de les placer dans leur cadre. Faire connaître la ligne principale qu'ils ont suivie dans la Révolution, fixer en simple amateur, sans parti-pris d'apologie ou de dénigrement, la place que leur assigne l'histoire telle qu'eux-mêmes l'ont faite ; en un mot, coordonner les matériaux disséminés jusqu'ici dans de nombreuses publications de l'un des chapitres les plus émouvants de nos annales professionnelles, tel est l'unique but que je me suis proposé.

Si en tant qu'hommes politiques on a peu parlé de nos devanciers, s'ils ne semblèrent pas toujours, quand ils descendirent dans l'arène, à la hauteur de la tâche toute nouvelle qui leur incombait à l'époque révolutionnaire, on ne les vit pas, en général, faillir aux grands devoirs dont les institutions qui les avaient régis leur avaient enseigné le respect traditionnel. J'ai même montré maints d'entre eux faisant preuve, en des temps aussi troublés, des plus hautes qualités morales et civiques. Toutefois j'ai eu le regret de constater en ce qui concerne la profession elle-même, qu'elle n'a pas retiré de l'intervention de ses membres dans les affaires publiques et, en particulier, de leur présence dans les assemblées de la nation, les avantages qu'elle aurait pu en attendre.

On a écrit l'histoire de la médecine ; celle des médecins est, à bien des égards, encore à faire. Or, le passé d'une science n'est pas tout entier dans les écoles ou dans les doctrines ; il m'a donc semblé qu'en un temps marqué comme le notre par l'avènement à la vie publique d'un nombre sans cesse croissant de représentants de la famille médicale, le tableau des événements auxquels se rattache leur émancipation politique ne serait pas dépourvu d'intérêt.

Juin 1884.

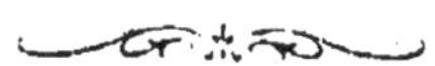

MÉDECINS

PENDANT

LA RÉVOLUTION

1789 — 1799

———

I

Sentiments dans lesquels la Révolution trouvait les médecins, à son début.

Les médecins étaient restés jusqu'en 89 étrangers aux affaires publiques ; mais à cette époque de transformation sociale où chacun se trouve mêlé de gré ou de force aux grands événements en train de s'accomplir, ils apparaissent à la vie politique et vont, portés par le courant des idées régnantes, siéger dans les conseils électifs de la nation.

Cependant, de nos devanciers à cette période agitée de notre histoire, pas plus que de leurs rares successeurs à une époque moins éloignée de nous (1), on n'a presque rien dit, si ce n'est incidemment. Or, à quoi tient le silence gardé à cet égard par les historiens ?

D'abord, à l'obscurité d'une grande partie des hommes sortis de leurs rangs ; individualités si peu connues en dehors de leur localité, que sur plus de soixante médecins ou chirurgiens élus dans les trois grandes assemblées qui sont comme les étapes de la Révolution, dix à douze à peine ont trouvé place dans les biographies médicales, aucun n'y figurant, d'ailleurs, pour des productions d'une valeur exceptionnelle. C'est, qu'à part quelques savants dont les noms appartiennent plutôt à l'histoire des sciences qu'à celle de notre art, c'est moins pour leur mérite professionnel qu'ils avaient été choisis que pour des motifs d'ordre purement politique. Mais il reste à trouver l'explication de ce fait

(1) On sait que depuis la Révolution les médecins n'ont compté que comme unités dans nos assemblées parlementaires, ce qui a tenu : dans l'ordre politique à la méfiance que leur libéralisme inspirait au pouvoir ; dans l'ordre économique à l'impossibilité où se trouvaient la plupart d'entre eux de satisfaire aux conditions pécuniaires de l'éligibilité, les fonctions législatives ayant cessé d'être rétribuées.

en lui-mème ; pour cela, il me faut remonter
à l'état de l'opinion publique en 89, à l'esprit
dans lequel s'accomplissaient les élections,
et enfin à la position politique des médecins
avant la Révolution.

J'ai dit que l'on voyait bien rarement dans
l'ancienne monarchie les médecins mêlés aux
affaires de l'Etat ; ils ne semblaient pas avoir
qualité pour cela. On n'en trouve, par
exemple, ni dans les assemblées provinciales,
ni dans la liste des Notables convoqués en
87 ; douze seulement étaient appelés aux
Etats-Généraux. Confinés dans le cercle
resserré de leur profession, bornés aux
intérêts de la grande famille qu'une étroite
solidarité rattachait aux facultés ou aux
collèges dont elle sortait, ces praticiens ne
concevaient guère d'ambition plus haute. Ils
appartenaient à cette bourgeoisie qu'on nous
peint comme amie de l'ordre, respectueuse
de la hiérarchie ; et qui n'ayant pas autant
souffert de l'ancien régime que les classes
populaires, ne devait pas être aussi portée
vers les nouveautés politiques (1).

(1) Taine, l'*Ancien régime*. On ne trouve pas de
médecins mêlés à l'histoire de nos troubles politiques.
Je n'ai relevé dans la liste des prisonniers de la
Bastille donnée par Prudhomme que deux noms médicaux (affaires de religion).

Mais il ne devait pas en être toujours ainsi. Les écrits des philosophes, les abus criants de l'ancien régime, les scandales dont la tête de la Société donnait trop souvent l'exemple, les différends aggravés entre la royauté et les parlements soutenus dans leurs luttes par l'opinion, cette puissance nouvelle avec laquelle il fallait compter ; enfin par-dessus tout l'impopularité qui s'attachait de plus en plus à un gouvernement regardé à tort ou à raison comme impuissant à se réformer lui-même, ce sont là autant de causes qui échauffent les esprits, agitent les intérêts, et répandent le goût passionné des discussions politiques.

Il eût été difficile aux membres de la corporation médicale de rester étrangers à cette fermentation générale. Il n'y a pas, en pareil temps, place pour l'indifférence. Comme le Tiers-État dont la cause était la leur, ils devaient épouser ses rancunes contre la noblesse, embrasser avec chaleur les théories prêchées par Rousseau et par les encyclopédistes sur la régénération sociale, préférer en un mot, le régime de la liberté et du droit commun à celui de l'arbitraire et du privilège. Citoyens, n'avaient-ils pas, eux aussi, leurs revendications à faire valoir ?

Pourquoi, dès lors, n'auraient-ils pas occupé dans les assemblées légiférantes, dans les réunions populaires où se débattaient les questions à l'ordre du jour, dans les conseils de la commune dont l'affaiblissement du pouvoir central allait laisser l'autorité sans limites, la place que leur assignaient leurs lumières, et la confiance dont ils jouissaient parmi leurs concitoyens ? Lors même qu'ils eussent désiré par convenance professionnelle rester neutres entre les partis, pouvaient-ils, sans encourir l'accusation d'incivisme, se dispenser sinon d'intervenir activement, au moins de faire acte de présence et de bon vouloir? On sait, d'ailleurs, qu'à une certaine époque on se serait compromis en refusant un emploi (1).

On peut, néanmoins, se rendre compte, en ce qui concerne les grandes assemblées, des causes pour lesquelles on n'y voit point figurer les médecins occupant les sommets de la profession. Dans une démocratie ayant

(1) Dans un rapport en date du 10 oct. 93, Saint-Just disait : « Vous avez à punir non seulement les traitres, mais même les indifférents. » Chaumette précisant davantage proposait, dans une séance de la Commune, « de regarder comme suspects ceux qui ne fréquentent pas les sections, sous prétexte d'affaires. »

l'égalité pour dogme fondamental, la supériorité acquise dans une position quelconque est rarement un titre de recommandation pour s'élever à une situation importante (1). Ensuite un praticien ayant pris racine dans la contrée, occupant un certain rang dans la hiérarchie professionnelle, ne devait pas abandonner sans peine une fructueuse clientèle, pour aller loin de ses foyers, à une époque de déplacements difficiles, courir les chances d'une carrière aussi aventureuse que celle qui s'offre à l'ambition politique. S'agissait-il de fonctions à remplir sur les lieux mêmes? Consacrer plus du tiers de son temps aux devoirs d'électeur, d'officier municipal, de garde-national, de membre d'un club, etc., n'était guère plus facile à un praticien occupé. C'est pourquoi, si l'on en excepte quelques patriotes sincères qu'enflamme un zèle ardent pour la Révolution, il faut s'attendre à trouver parmi les médecins nés en 89 à la vie publique bien des

(1) « Paraître au dernier rang parmi ses concurrents est un grand avantage en révolution... Ce n'est pas avec son esprit qu'on y fait sa fortune, mais avec sa conduite ; et la médiocrité qui s'obstine est plus puissante que le génie qui s'interrompt. » (MIGNET, *Hist. de la Rév.*).

individualités de second ou de troisième
ordre qui, en temps ordinaire, seraient restées
confinées dans leur obscurité ; quelques-
unes même émergeant des couches inférieures :
tels un Loyseau, à la fois médecin, auber-
giste et marchand de vin ; un Bô, chirurgien,
pharmacien et facteur en vins, etc. Hommes
mal attachés à une profession où ils n'occupent qu'un rang secondaire, et pour lesquels
la politique devenait une carrière ; jeunes
d'ailleurs, pour la plupart, et en tous cas
assez mal préparés, on peut le croire à la
tâche formidable qu'ils avaient à remplir (1).
Reconstruire un ordre social tout entier sur
les ruines d'une société écroulée, quelle
confiance en soi ne faut-il pas pour se croire
à la hauteur d'une telle mission ! Mais aussi
combien des institutions qui leur conféraient
des prérogatives aussi importantes ne rele-
vaient-elles pas ces hommes à leurs propres
yeux, et ne devaient-elles pas faire d'adeptes
dans leurs rangs !

Maintenant, la médiocrité d'une partie des
médecins appelés à figurer dans la représen-
tation nationale, le rang effacé qu'ils y
occupent nous autorisent-ils à conclure que

(1) TAINE, *ibid.*

l'on peut sans grand dommage les laisser dans l'oubli ? Mais si leurs noms se perdent dans la grandeur des événements qui s'accomplissent, on ne peut oublier qu'ils ont fait partie de ces assemblées dont chaque vote était un acte considérable. « En Révolution, dit le même historien, les premiers acteurs ne sont pas ceux qui figurent sur l'affiche ; les acteurs de second ordre, les utilités ou les comparses de l'histoire révèlent souvent mieux l'esprit du temps que les grands premiers rôles de la scène ». Ajoutons que s'ils sont éclipsés par les grandes renommées qu'ils côtoient, plus d'un se montre à la hauteur des circonstances. Il semble qu'ils aient grandi en proportion des événements auxquels ils participent, chacun devenant, dans ces circonstances exceptionnelles, tout ce qu'il peut être. MICHELET lui-même n'a-t-il pas remarqué que « plusieurs des grandes journées de la Révolution ont eu en tête des espèces de fantômes sans nom, sans précédents, sans conséquents ». *(Hist. de la Rév.)* (1)

(1) « On est étonné quand on parcourt la liste des conventionnels, d'y trouver des députations entières de 10 à 12 individus dont pas un n'a laissé de souvenir dans la mémoire des hommes ». (TERNAUX, *Hist. de la Terreur.*)

On pressent, d'après ce qui précède, la situation faite à nos confrères dans les événements qui se préparent, et sur quels bancs nous pouvons nous attendre à les voir siéger dans les grandes assemblées où nous allons les suivre.

II

Les médecins dans les Assemblées, à l'Assemblée Constituante.

Avant de rechercher quelle figure firent dans la Constituante les seize médecins (1) appelés à en faire partie, rappelons brièvement quel fut, à cette première phase de la Révolution, le rôle joué par cette mémorable assemblée.

Une ère nouvelle vient de s'ouvrir. On est satisfait et confiant dans l'avenir, comme cela se voit d'ordinaire lorsque les révolutions ne s'accomplissent encore que dans les esprits. « A ne considérer que les dehors, il

(1) C'est le chiffre donné par les historiens, mais il est, en réalité de 17.

semble que tous les cœurs sont unis, que toutes les barrières qui séparent les hommes soient abaissées. » (TAINE, *la Rév.*) On réunit alors dans une même pensée, — *les cahiers*, ce testament de la vieille France en font foi, — la Nation, la Loi, le Roi. L'Assemblée croit, comme le pays, à une alliance possible de la liberté et de la royauté. Quoiqu'emportée par la fièvre de réformes qui a gagné tous les esprits et qui l'entraîne parfois jusqu'à l'imprudence à dépasser son mandat, elle est animée, à la prendre dans son ensemble, d'un désir sincère de régénérer l'ordre social par des voies régulières. C'est à cette opinion qu'appartiennent généralement les constituants nos confrères. Plus enclins à restaurer qu'à détruire, ils veulent les réformes qui doivent résulter du progrès des lumières et de l'accroissement des besoins ; mais ils voteront avec la partie modérée de l'assemblée les décisions marquées d'un esprit conservateur, telles que le décret sur l'hérédité, le *veto* et sur l'inviolabilité de la personne royale ; la loi sur les attroupements promulguée à la suite des journées d'octobre, etc. L'un d'entre eux, GUILLOTIN, me paraît un type de l'esprit libéral et sagement progressif qui les anime. C'est lui qui, dans la fameuse question des trois ordres dont la fusion va fonder l'unité nationale, propose le premier de se réunir au Jeu de paume.

Cependant la Révolution marchant en vertu de la force acquise, accomplissait son œuvre. Généreux était le but poursuivi à son aurore. « La violence et le meurtre n'y apparaissaient encore, dit Loménie, qu'à l'état d'accident. » Elle avait trouvé son décalogue dans cette *déclaration des droits*, écho de la philosophie du XVIIIe siècle, qui se trouvait déjà quant à ses principes essentiels dans les cahiers des trois ordres, et qui devait survivre, malgré le vague de quelques idées générales, à tous les changements politiques ; être adoptée, dans ce qu'elle avait de suffisamment défini, par les divers Etats de l'Europe. Cependant c'était substituer un idéal rationnel à la tradition historique et séculaire, et l'on a reproché aux constituants de n'avoir pas suffisamment pressenti dans cette conjoncture les conséquences extrêmes auxquelles des concepts abstraits remontant aux idées primordiales de la Société peuvent conduire, quand il n'est tenu compte ni des circonstances qui doivent en modifier l'application, ni des passions qui peuvent en altérer

la pureté (1). Ainsi pensaient les Constitutionnels de l'Assemblée qui, après avoir rêvé
entre le passé et l'avenir une transaction
sans bouleversements, voyaient dans cette
sorte de prise d'assaut de l'ancien ordre de
choses, leur idéal dépassé, et se reprochaient
de n'avoir conservé de la royauté, cette clé
de voûte de la vieille Société, que son
ombre.

D'un autre côté, une succession malhabile
de moyens palliatifs ou d'expédients incom-
plets, l'incohérence des réformes accordées
puis retirées, avaient surexcité le besoin
d'innover sans le satisfaire. Le vaisseau
allait à la dérive, et, selon le mot de Mirabeau, « il n'y avait personne à la barre. »
Quoique le roi eût juré la constitution, bien
des appréhensions suscitées en partie par
les ennemis du trône, en partie motivées par
l'attitude de son entourage et par le langage
violent de la presse royaliste, s'étaient
répandues, chose grave, sur les véritables
sentiments de ce prince à l'égard d'un pacte

(1) « Le xviiie siècle était parti de l'idée qu'on pouvait
appliquer à la société les lois de la raison pure ; que
la politique est une science fondée sur des principes
à *priori* tirés de la nature humaine en général ». —
(Janet, *Philos. de la Révol.*)

qui n'en faisait que le simple exécuteur des volontés nationales et « dont chaque article semblait une personnalité dirigée contre lui. » (H. Carnot). Sa fuite manquée vient mettre le comble à ces soupçons (1), et rendre la parole royale plus suspecte encore en faisant supposer une connivence avec l'étranger. Ramené comme un coupable, ce fantôme de roi n'est plus qu'un otage de la Révolution.

Quant à la Constituante, composée d'hommes divisés par la naissance, l'éducation, les préjugés, ayant déjà à se défendre contre les menaces de la tribune et de la rue (2), contre les Jacobins qui, bien qu'en minorité, bravent impunément ses décrets ; enfin discréditée

(1) Rappelons, à propos de cet événement si gros de conséquences, le rôle qu'y joue le chirurgien *Martin*, lequel exerçait à Varennes, et dont le nom n'est pas même prononcé par les historiens de la Révolution. Ayant reconnu, pour les avoir vus à la fédération, le roi et la famille royale, il court en répandre la nouvelle dans tous les quartiers de la ville et dans les environs, où il fit sonner le tocsin. Chargé par la municipalité d'aller en informer l'Assemblée, il part à bride abattue et arrive le lendemain à onze heures du soir à Paris. Les représentants lui allouaient, en récompense de son zèle, une gratification de 6,000 livres. — (V. Prudhomme, les *Révol. de Paris*, t. II.)

(2) Déjà on faisait circuler dans l'Assemblée des listes de proscription où figuraient les membres qui n'avaient pas voté contre le *veto*.

par les journées d'octobre et de juin où elle
n'avait pas su défendre le roi de la Constitution, elle s'abandonne elle-même, dit Michelet, et se sent mûre pour la dissolution. Sa
tâche était terminée. Avec ses pouvoirs
expirés et sa popularité évanouie, cette
imposante Assemblée qui avait introduit la
philosophie dans la législation et accompli la
plus grande révolution que jamais des législateurs aient faite, se sent impuissante à se
survivre à elle-même. Aux yeux du parti
avancé, elle s'était arrêtée en chemin sans
avoir terminé sa tâche. Pour les partisans de
la forme monarchique, elle avait, dans son
ardeur généreuse mais inexpérimentée, dépassé le but et frayé la voie à l'anarchie en
poussant à l'excès la décentralisation. — Mais
n'était-ce pas regarder comme une déviation
de la Révolution des faits qui n'en étaient
que la conséquence logique? L'histoire montre
que le passage de la souveraineté absolue à
la souveraineté partagée ne s'est jamais accompli sans bouleversements.

Si de ces considérations générales qui m'ont
paru nécessaires pour apprécier la conduite
de nos confrères à ce début de la Révolution,
je passe aux individualités médicales qui occupent un certain rang ou sont le plus écou-

tées dans la Constituante, je ne trouve guère à citer que Guillotin, Blin, Boussion, Gallot, Salles et Beauvais de Préaux ; encore les deux derniers appartiennent-ils plus spécialement à l'histoire de la Convention. Pour les uns comme pour tous les autres, je n'aborderai que les points saillants de leur carrière politique.

Ce n'était pas, certes, une individualité sans valeur que *Joseph-Ignace* GUILLOTIN, né à Saintes en 1738 ; il s'était fait connaître honorablement à Paris comme praticien, y faisait des cours applaudis, et avait contribué par d'ingénieuses expériences consignées dans un rapport sur le Mesmérisme, à confondre cette charlatanerie qui tournait alors beaucoup de têtes. Ouvert aux idées nouvelles, il avait fait son entrée dans la politique en 88 par une pétition demandant que le tiers-état figurât dans l'Assemblée des notables en nombre égal à celui des ordres privilégiés pris ensemble, suivi dans cette voie, dès la fin de la même année, par le ministre Montmorin. Cependant mandé, pour la liberté de son langage, devant le parlement, Guillotin avait essuyé une remontrance qui lui valait une ovation populaire et devenait le point de départ de sa fortune politique. Les suffrages des électeurs parisiens l'envoient siéger en 89 aux États-Généraux, où on le compte bientôt au nombre de ceux dont les voix pèsent dans les délibérations importantes. Son aménité, ses manières aisées et polies l'avaient désigné au choix de ses collègues comme inspecteur de la salle (questeur), à une époque où ces fonctions étaient d'une grande importance, vu la nécessité de tout créer au point de vue de l'aménagement et du matériel. Le 13 juillet, il faisait un tableau alarmant de la situation de Paris, et réclamait le premier la création d'une milice bourgeoise. Appelé le 1er février à la présidence, il remplissait ces fonctions lorsque fut soulevée la grave question du *veto*, laquelle amena un tel tumulte qu'il lui fallut lever la séance. Mais son nom n'eût pas acquis sa bruyante notoriété s'il ne fût resté tristement adapté à l'instrument de supplice que ce médecin, philanthrope en dépit de tout, présentait le 1er décembre 89 à l'Assemblée nationale, dans un discours important sur la réforme des lois pénales (1).

Hâtons-nous de dire qu'en proposant la

(1) La guillotine ne fonctionna qu'en avril 92, à la suite des modifications qui y avaient été introduites par Louis.

décapitation à l'aide de cet appareil connu bien avant lui, notre estimable confrère n'avait eu en vue que d'abréger la durée des supplices et de mettre en pratique ses doctrines philosophiques sur l'égalité des peines (1), sans prévoir l'horrible abus que l'on en ferait, et la facilité que ce nouvel engin de meurtres juridiques devait offrir un jour aux terroristes pour multiplier leurs hécatombes (2). Ce qu'il n'avait pas pressenti non plus, c'étaient les controverses soulevées par des médecins d'une certaine valeur sur la persistance de la douleur après la décollation ; et ce dont il ne prenait pas son parti, c'était des sarcasmes, des chansons, des pamphlets calomnieux où son nom était outrageusement associé à l'emblème sanglant de nos discordes civiles (3), de complicité avec la mode façonnant des bijoux, des bibelots, voire même des hochets pour enfants en forme

(1) On sait que la décapitation était, dans l'ancien régime, le supplice réservé aux ordres privilégiés.

(2) Il ne fallut que 31 minutes pour exécuter, en octobre 93, les 21 Girondins, et à quelque distance de là 45 minutes pour 62 autres condamnés. Aller vite en besogne était une des préoccupations de Saint-Just et des hommes de ce temps-là.

(3) Tu es du club des Feuillants, lui disait un de ses collègues, mais ta fille est de celui des Jacobins.

de guillotine ; ô incurable légèreté de nos
mœurs !

A l'issue de la session, ce représentant
d'idées modérées qui perdaient de plus en
plus de terrain, ne reparut plus dans les assemblées politiques. Partisan de la Révolution
à son point de départ, il en déplorait les fu-
nestes entraînements. La profonde répulsion
qu'il témoignait pour la dictature jacobine,
sa sollicitude pour les proscrits dont il avait
recueilli quelques-uns chez lui, et pour lesquels il avait composé un poison destiné à les
sauver de l'échafaud, l'auraient, sans la mort
de Robespierre, conduit infailliblement devant le terrible tribunal d'où l'on ne revenait
guère. Resté jusqu'à sa mort le patriote
de 89 (1), mais à jamais guéri de la fièvre
politique et rendu à la vie privée, Guillotin
trouvait dans le travail et l'amitié l'oubli de
pénibles souvenirs. Secondé par les sympathies de ses confrères, il avait fondé un
cercle médical, association libre qui a été le
berceau de notre Académie. Il n'a pas écrit (2).

(1) Le père de l'auteur achetait en 1813, à la vente
après décès de Guillotin, les bustes de Henri IV et de
Sully, qui avaient orné, en temps prohibé, le cabinet
de ce pacifique révolutionnaire.

(2) GUILLOTIN, par Réveillé-Parise (*Gaz. méd.,* 1850).
— BOURRU, *Eloge funèbre* (1814).

Moins important en politique, plus considérable dans la science, le rôle que joue en ces années *Jean-Gabriel* Gallot, que d'estimables travaux en hygiène et dans la médecine publique (1) désignaient aux suffrages des électeurs de la Vendée pour les fonctions de représentant à l'Assemblée nationale, où il est nommé membre du conseil de salubrité. A la clôture de la session, notre confrère pensant avoir payé sa dette au pays rentre dans la vie privée, sans avoir dévié un instant pendant sa carrière législative de la ligne constitutionnelle dans laquelle il s'était engagé. Fidèle aux principes de 89, il aurait voulu qu'on ne dépassât jamais le but qu'on s'était proposé d'atteindre.

Pierre Blin, né en 1758 à Rennes, exerçait la médecine à Nantes, lorsqu'il fut envoyé aux États-Généraux. Indépendant par caractère, modéré en politique mais avec peu de suite dans les idées, on le voit se prononcer pour l'incompatibilité des fonctions de ministre et de député, et, ce qui étonne davantage, contre un impôt sur le luxe demandé par l'abbé

(1) Il publiait, en 1790, des vues sur la *Restauration de l'art de guérir* et un *plan d'hospices ruraux*, question soulevée de nouveau de nos jours, mais qui, comme tant d'autres, n'a pu jusqu'à présent aboutir.

Maury. Il se conformait mieux aux tendances du temps en se déclarant non seulement pour la suppression de la traite, mais aussi pour celle de la peine capitale demandée par quelques membres (1). Les espérances illimitées que l'on concevait alors sur l'amélioration de l'espèce humaine, répandaient sur les questions de cet ordre cette teinte de bienveillance universelle qui est comme le cachet de la philosophie du xviiie siècle. A l'expiration de ses pouvoirs, Blin reprend l'exercice de sa profession et collabore à un journal où il défend la Constitution de 91 et se déclare hostile à la marche en avant de la Révolution. Mais il était difficile alors de se montrer modéré sans devenir suspect et sans paraître trahir la cause populaire. Aussi est-il contraint de se dérober pendant la Terreur ; cependant il n'émigre pas. Ses opinions s'étaient beaucoup modifiées, et le même homme qui avait dit, le 22 février 1790, que « recourir au Roi pour apaiser les troubles des provinces, c'était envoyer des assassins pour réprimer des assassinats », comptait en 1814 parmi les chauds

(1) Par un de ceux, entre autres, qui en abusèrent le plus, Robespierre. La Convention décrétait, dans sa dernière séance, que cette peine serait abolie à la paix.

partisans de la Restauration, laquelle en faisait un conseiller de préfecture. La traduction d'une monographie anglaise sur le choléra, la grande préoccupation du moment (1831), constitue tout le bagage médical de Blin.

Le nom de *Pierre* Boussion a plus de notoriété que le précédent dans l'histoire de nos débats parlementaires. Né en Suisse (1753) de parents français, il quittait Lausanne où il pratiquait la médecine, pour s'établir en France. Son ardeur pour la cause de la Révolution, dont il partageait les espérances et dont il devait subir les entraînements, le fait nommer dans le département de Lot-et-Garonne suppléant puis membre de la Constituante, qui l'appelle aux fonctions de secrétaire. En 92, il entre à la Convention. Boussion avait semblé d'abord acquis aux idées constitutionnelles. Il dépose un projet de loi en ce sens sur la répression des troubles dans les départements ; mais comme s'il y avait en lui un germe révolutionnaire qui n'attendait que des circonstances favorables pour se lever, on le verra se rallier plus tard à la Montagne.

Il en fut de même de *Charles-Nicolas* Beauvais de Préaux, né en 1745 à Orléans, et que la Révolution avait trouvé médecin et

juge de paix à Paris ; genre de cumul assez
singulier, mais dont les cas n'étaient pas
rares à cette époque où ces fonctions étaient
données à l'élection. Elu en 1791 à la législative, il ne s'y était guère fait remarquer ;
mais nous le retrouverons plus tard parmi les
Montagnards les plus résolus sinon les plus
sanguinaires. « Le changement violent qui
se faisait dans les choses, a dit Quinet, se
faisait sentir aussi dans les hommes. Aucun
n'avait le pressentiment de l'homme qu'il
portait en lui ». *(La Révol.)* Combien alors
ne semblaient pas appelés par leur caractère
ou par leurs antécédents au rôle violent que
leur imposèrent les circonstances !

Nescia mens hominum fati, sortisque futurœ.

Plus constant dans ses opinions se montre
Jean-Baptiste Salles, l'une des personnalités
qui font la meilleure figure dans cette galerie
de représentants diplômés ; l'un de ceux que
le Saturne des révolutions devait dévorer
parce qu'ils se trouvent être trop modérés
pour aller jusqu'au bout. Modeste praticien à
Vézelise (Meurthe), Salles avait été porté par
le courant de l'opinion à l'Assemblée nationale dont il devient l'un des secrétaires, et
où il se montre partisan d'une constitution

pondérée ; insistant sur l'hérédité du trône, (« la loi, dit-il, la plus sage parmi nous ») se prononçant pour le veto suspensif, transaction entre les parties extrêmes, et contre une Chambre unique. Mais c'est à la Convention où son rôle a grandi qu'il est préférable d'en parler plus longuement.

Tels sont parmi les dix-sept médecins siégeant à la Constituante, les seuls qui aient laissé un souvenir durable. N'oublions pas néanmoins que si leurs collègues n'ont pas joui de la même notoriété, tous ils ont coopéré aux travaux de cette grande Assemblée dont les résolutions ont pesé d'un si grand poids sur les destinées nouvelles de la France. A ce titre, leurs noms ont le droit de figurer ici ; en voici la liste :

Allard, *sénéch. de l'Anjou.* — Auclerc-Descottes, *baill. du Berry.* — Desèze, *sénéch. de Bordeaux.* — Fisson-Soubert, *id.* — Fos de la Borde, *Toulon.* — Girard, *Lyon.* — Laloi, *baill. de Chaumont.* — Latour, *Comminges*, maire d'Aspect. — Meyer, *Alsace.* — Pélissier, *sénéch. d'Arles.* — Thoret, *baill. du Berry.*

Nous en retrouverons quelques-uns dans la Convention.

II. L'Assemblée Législative.

De quels éléments se composait la nouvelle législature, dans les rangs de laquelle allaient siéger vingt-deux de nos confrères ?

Avec la Constitution de 91, legs caduc de sa devancière, cote mal taillée entre la royauté et la démocratie, l'assemblée législative avait reçu la difficile mission de consolider une monarchie dont on avait brisé les ressorts, et de triompher des ennemis que l'ordre nouveau voyait s'élever contre lui, au dedans comme au dehors. Or, cette tâche incombait non, comme dans la Constituante, à des hommes éprouvés et classés dans la hiérarchie sociale, mais à des législateurs improvisés dont la plupart n'avaient pas plus de trente ans, soixante moins de vingt-six. C'est le point de partage de la Révolution, laquelle ne s'arrêtera plus sur la pente où elle est entraînée. En fermant à ses membres l'accès de la Législative, la Constituante avait en réalité tout remis en question, fait échouer le premier essai d'une monarchie constitutionnelle, et prolongé l'ère révolu-

tionnaire qu'elle croyait avoir close. La droite
ne compte plus que les Constitutionnels ou
feuillants, plus recommandables qu'influents,
essayant en vain de contenir les partis avancés et de sauver les restes de la monarchie
désemparée en s'attachant à la Constitution.
La gauche se partage entre les Girondins,
nouvellement apparus (1), et les Jacobins qui,
bien qu'en minorité, allaient acquérir en peu
de temps une puissance énorme.

Quoique vivant dans un état permanent de
méfiance envers la Cour qu'elle sait hostile
aux idées nouvelles, et tout en tenant pour
suspect le prince lui-même, cette Assemblée
veut qu'on la croie encore monarchique, et
ouvre la session aux cris de Vive le Roi !
Cependant elle ne semble guère occupée qu'à
le dépouiller de ses prérogatives. Constamm-
ment sur la défensive, ne rêvant que complots
et massacres des patriotes, elle fait une
guerre à outrance à la noblesse et au clergé
dont la majorité, il faut le dire, rompait avec
la France révolutionnaire, l'une par l'émigration, l'autre par le schisme. La Révolution
est, en outre, devenue une question euro-

(1) Selon M. Biré, ils ne prirent ce nom que plus
tard, en janvier 93.

péenne ; la guerre agite tous les esprits. Il faut vaincre la coalition sous peine d'être envahi ; et le patriotisme exalté par la peur pousse aux mesures extrêmes. Les premiers revers de nos armées portent au comble les soupçons. Vainement l'assemblée tente-t-elle de réprimer l'effervescence populaire ; sans autorité pour réprimer le désordre, obligée de revenir sur ses propres décisions, hésitante devant la commune de plus en plus envahissante : timide devant les Jacobins dont tous les efforts tendent à effrayer la majorité, elle permet à la multitude de pénétrer tumultueusement et en armes dans son enceinte, apportant au bout de ses piques les pétitions insurrectionnelles qui réclament la déchéance. Les journées d'octobre, l'émeute des faubourgs au 20 juin avaient, en effet, préparé la chûte du trône qui, détruit pièce à pièce, devait s'abîmer dans la catastrophe du 10 août, sans que les législateurs commis à sa garde eussent rien fait pour en écarter les périls, et opposer la force légale au flot populaire qui, royauté et constitution, allait tout engloutir (1). N'assis-

(1) Les vingt mille pétitionnaires qui protestèrent contre la journée du 20 juin (et qui comptaient des médecins parmi les signataires), étaient même privés par la

taient-ils pas à quelques jours de là « passifs et inertes », dit M. Rambaud, aux massacres de septembre, sans rien décréter qui témoignât de leur horreur pour de tels forfaits ?

A une telle situation quelle pouvait être l'issue légale ? S'il fut un moment où l'on eût dû tenter d'endiguer le torrent, il était assurément trop tard. L'impuissance des obstacles contrastait avec la grandeur sans cesse croissante des périls. Infidèle à son mandat, sans politique, sans plan arrêté, la Législative devait disparaître dans une émeute. Elle ne fut, en définitive, que la préface de la République « qui s'était glissée, dit Michelet, sans qu'on s'en doutât (?) entre les partis », et acquit dès lors une existence propre, sinon régulière.

Quelle pouvait être, quelle fut la position des vingt-six médecins appelés à faire partie de cette orageuse législature, où il leur fallait entrer en lice avec quatre cents avocats et gens de loi, comme on disait alors (1), familiers avec l'usage de la parole, rompus

Commune de leurs droits politiques, sans que l'Assemblée fît entendre la moindre réclamation à ce sujet.

(1) Anciens procureurs, ex-huissiers, gens d'affaires, etc.

avec la discussion, lorsqu'eux-mêmes attei-
gnaient à peine l'âge où un praticien arrive
à une position de quelque importance, ou
jouit de quelque autorité parmi ses concitoyens ? Il semble impossible qu'ils ne subissent pas l'influence de l'atmosphère révolutionnaire qu'on y respire. N'est-ce pas
d'ailleurs sous la pression des clubs qui
commencent à s'étendre à toute la France et
où dominent les doctrines Jacobines qu'ils
ont été élus ? On peut donc pressentir dès lors
le rôle que quelques-uns d'entre eux joueront
dans les rangs de la Montagne. Bien qu'en
nombre supérieur dans la Législative à ce
qu'ils étaient dans la Constituante, ils n'y
laissent pas de traces plus durables de leur
passage. Deux illustrations y apparaissent
néanmoins, TENON et BROUSSONNET ; mais savants professeurs plutôt que praticiens, ils
ne font que traverser la carrière publique où,
dénués d'ambition, ils n'ont consenti à entrer
que pour payer leur tribut patriotique au
pays. *Jacques-René* TENON, le chirurgien
célèbre qu'avait popularisé son beau mémoire
sur les hôpitaux, un instant détourné de ses
travaux par le tumulte qui se fait autour de
lui et fourvoyé dans la politique, s'empresse,
la session close, et avant que le parti qu'il

représente n'ait sombré au milieu des excès, de se retirer à la campagne, où il se livre à des travaux agronomiques. Dans cette retraite paisible où l'écho lui apporte à peine le bruit des grands écroulements, il s'abstrait telle-- ment des événements, qu'en recevant l'avis de sa nomination à l'Institut, il hésite à s'y rendre, se figurant qu'il s'agit de quelque club nouvellement fondé. Quant à *Pierre* Broussonnet, que recommandent ses belles recherches en économie rurale et en botani- que, plus mêlé que son collègue aux affaires, il ne s'en tire pas aussi facilement que lui. Chargé d'une partie de l'approvisionnement de Paris, il est plus d'une fois en danger de perdre la vie. Dénoncé comme Girondin, il se réfugie à Montpellier, sa vie natale. Il est arrêté, réussit à s'évader, passe en Espagne, d'où, en butte aux vexations des royalistes, il s'embarque pour les Indes. Obligé de faire relâche à Lisbonne, il est de nouveau inquiété, et gagne le Maroc où l'ambassadeur des États-Unis l'attache à sa personne comme médecin. Mais profitant de sa radiation de la liste des émigrés pour rentrer en France, notre savant va professer la botanique à Montpellier. Enfin, comme couronnement de sa carrière agitée, il prend place en 1805 au

Corps Législatif, alors réservé aux invalides de la politique.

Parmi les hommes les plus estimables de ce groupe, il est encore un nom qu'on ne peut oublier, c'est celui de *Georges* GASTELIER, né en Gâtinais (1741). Il avait d'abord étudié le droit et s'était fait recevoir avocat, puis, les événements imprimant un autre cours à sa destinée, il avait embrassé la profession médicale. Membre de l'assemblée provinciale de l'Orléanais, élu à deux reprises maire de Montargis, il avait été envoyé à la Législative, où on le comptait au nombre des partisans modérés du nouvel ordre de choses. Arrêté en 93 comme traître à la patrie nonobstant les preuves de patriotisme qu'il n'avait cessé de donner, son tour de mourir était fixé au 15 thermidor, comme il nous l'apprend dans une brochure écrite de sa prison, lorsque le 9 les proscripteurs expièrent eux-mêmes par leur supplice tout le sang qu'ils avaient versé. Gastelier fut cependant obligé de rester à l'écart deux ans encore avant de reparaître à Paris, où il se fixait jusqu'à sa mort. Auteur de nombreux écrits d'épidémiologie, de physique et d'histoire naturelle médicale, il avait été couronné plusieurs fois par la Société royale de médecine. C'était un polémiste ardent, — *Patinus redivivus* disait-on de lui, — entêté d'humorisme, et qui s'était attiré des ennemis dont il réfutait en 1816 les calomnies dans une adresse à ses concitoyens. Il avait composé pendant son emprisonnement une dissertation où il prouvait, contre Sœmmering et Sue, que la douleur ne survit pas à la décollation par la guillotine.

Si j'en excepte JARD-PANVILLIERS, un médecin doublé d'un légiste, plus en vue dans la Convention où nous allons le retrouver que dans la Législative, il ne me resterait à parler ici que de quelques autres représentants d'un certain renom, tels BAUDOT, BEAUVAIS, BO, DUHEM, LEVASSEUR, TAILLEFER, BOUSQUET; mais peu remarqués dans cette dernière Assemblée, ils joueront pendant la terreur un rôle que je me réserve d'apprécier plus loin. Quant à leurs autres collègues, il me suffira de citer pour mémoire :

BAGOT, *Côtes-du-Nord*, — BOUESTARD, *Finistère*, — DEPÉRET, *Haute-Vienne*, —FAYE-LACHÈZE et GERMINIAC, *Corrèze*, — DESPÉRAT, *Haute-Vienne*, — GAULMIER, *Allier*, — LACOSTE, *Dordogne*, — LUCAT, *Landes*, — PAIGIS, *Mayenne*, — ROUBAUD *(de St-Maximin)* et ROUBAUD *(de Grasse)* dans *le Var*, —

SABLIÈRE-LA-CONDAMINE , *Isère* , — SIBLOT , *Haute-Saône*, — CÉRÈDE, *Orne*.

De ces 26 confrères 5 cumulaient avec l'exercice de la médecine les fonctions de juge paix, électives depuis 91 ; 6 celles d'administrateurs de districts ou de départements ; 4 étaient maires. Nous reverrons plusieurs d'entre eux à la Convention.

III. La Convention.

Parmi les 749 membres dont se compose cette Assemblée fameuse, on compte 39 médecins (1). Avant d'étudier le rôle qu'ils y jouent, il me semble opportun de caractériser, à ce point de vue, le milieu politique où ils se trouvent.

C'est une nouvelle Constituante qui sort de la démocratie triomphante au 10 août. La Révolution qu'on avait pu quelque temps croire finie recommençait. La République est proclamée ; avec la royauté disparaissait cette

(1) En y comprenant les membres élus pour remplacer les décédés et les démissionnaires. Chaque Assemblée comptait un suppléant pour trois représentants.

Constitution de 91 pour laquelle ses parrains avaient demandé préalablement à toute révision, une durée de neuf années, éphémère ébauche, qui aussi impuissante à fonder la république que l'avait été celle de 91 à soutenir la monarchie, ne devait jamais fonctionner, et qu'était destinée à remplacer celle de 93.

Outre les 77 constituants et les 192 membres de la Législative qui y étaient entrés, la nouvelle Assemblée se composait, lit-on dans Michelet, de petits bourgeois, avocats, médecins, professeurs, gens de lettres, marchands, etc. Il n'y avait qu'un ouvrier, cardeur de laine à Reims (1). L'initiative de de la Révolution n'était pas partie du peuple, mais des classes éclairées (2). Bien que dévoués aux idées nouvelles, ces bourgeois élus sous le coup de l'émotion produite par la nouvelle des massacres de septembre, étaient, à l'exception des députés de Paris, moins violents qu'on ne l'a cru. Cinq-cents d'entre eux for-

(1) Il s'y trouvait aussi un tonnelier de St-Chamond, *Boiron*, lequel se rangea du côté de la Gironde.

(2) « C'est un trait commun à toutes les républiques, dans le sens républicain, qu'elles ont rarement commencé par le peuple. » (CHATEAUBRIAND, *Essai sur les révolutions*). Ce n'est guère que dans les jours d'insurrection qu'il y fait sa trouée.

maient une masse flottante (*le centre* ou *la plaine*), laquelle plus importante par ses votes que par les individualités dont elle se composait, inclinait, sans trop oser le faire voir, vers le parti de la modération, toujours impopulaire en temps de révolution.

A droite et à gauche, *la Gironde* et *la Montagne*.

Remplaçant les constitutionnels de la Législative, *les Girondins*, au nombre de 180, vont constituer le noyau de la nouvelle droite, dans le sein de laquelle le président et les secrétaires sont tous pris, une soixantaine de membres seulement appartenant, au début, au parti Montagnard ou *Jacobin*. Néanmoins on pouvait déjà voir, dit le célèbre historien que je viens de citer « l'infranchissable ruisseau de sang qui coulerait dans la Convention pour en séparer les deux côtés. » C'était là en réalité deux républiques : l'une s'appuyant sur Paris, tête et cœur de la Révolution, avec ses clubs et ses classes ouvrières ; l'autre sur les départements : d'où l'accusation de *fédéralisme*.

Entre ces deux partis que ce n'est pas ici le lieu de peindre, après tant d'éloquents historiens, flottent, ai-je dit, les hommes du centre, protestant plutôt par leur silence que par leurs actes contre les excès ; — *Rarus sermo illis et magna cupido tacendi*, — eût dit l'historien latin ; mais le plus souvent entraînés par faiblesse ou par une force d'impulsion qu'ils se croient impuissants à maîtriser au-delà du but où ils voulaient aller ; préférant la Gironde et allant à la Montagne ; devenant ainsi les instruments d'une politique contre laquelle ils se révoltent en secret : *Oderint dum metuunt*.

C'est dans cette fraction de l'Assemblée que l'on compte, à l'origine, le plus grand nombre de nos confrères. Cependant dans le procès du roi, sur 24 médecins présents 15 votent la mort sans sursis, 9 seulement se prononcent pour l'appel au peuple, la prison jusqu'à la paix et le bannissement. En face des menaces des tribunes (1), des dénonciations de la presse (2), des vociférations de la rue, c'était,

(1) On ne se rend pas assez compte aujourd'hui de l'influence qu'elles exerçaient sur les Assemblées. On avait vu dans la Législative le président prendre leur avis ; ce qui faisait dire à P. Bayle « qu'elles ont autant fait pour la Révolution que les baïonnettes des patriotes. » Rappelons à ce propos que le médecin Bouestard proposait en 92 à la Convention d'interdire au public qui fréquentait ces tribunes tout signe d'approbation ou d'improbation.

(2) On colportait dans les rues la liste des *Aristocrates* qui avaient demandé l'appel au peuple.

dit encore Michelet, un acte de courage que de se déclarer pour une peine autre que la mort, et de s'écrier, comme Salles, « qu'il n'est pas libre, et qu'on le fait délibérer sous le couteau. » Aussi voit-on plus d'un membre se déjuger au dernier moment après avoir voté en faveur d'un sursis. Parmi les 37 membres qui s'étaient récusés d'abord les 16 et 17 janvier, on comptait deux médecins, Baraillon et Lobinhès.

Les Girondins qui jusqu'à la mort du roi avaient tenu la tête du mouvement, commencent à s'inquiéter pour leur propre compte (1). Vainement veulent-ils dominer la situation en instituant la commission des Douze, etc. ; les mesures de conservation ou de défense personnelle qu'ils prennent, n'empêchent pas la fraction extrême d'acquérir de jour en jour, à partir notamment de la *loi des suspects* (sept. 93), plus de prépondérance. Les concessions mêmes qu'ils font se retournent contre eux. « Qui n'a pas su conserver la force est destiné à la subir. » (Taine, *ibid.*)

(1) Dès les journées de septembre le médecin Lambry demandait dans une réunion populaire, si l'on ne devait pas exterminer aussi les membres de la droite. La veille du 31 mai, on discutait entre délégués des sections, s'il ne fallait pas *se débarrasser* des Girondins. (Taine, *la Révol.*).

Après avoir eu la majorité dans le gouvernement, les comités, les sections, l'Assemblée,
ils succombent au 31 mai, leur 10 août, et
voient, au bout de six mois de luttes la Plaine
se rallier peu à peu aux Montagnards, soit
qu'elle les regarde comme les seuls hommes
capables de faire triompher la Révolution,
soit que subissant la peur qu'ils inspirent,
elle se résigne dans ce sauve-qui-peut des
partis à leur livrer des têtes pour se sauve-
garder elle-même. *Cavebant terrebantque*,
disait Tacite. Toute résistance a disparu. Il
n'y a pas de honte à se reconnaître impuissant contre d'aussi irrésistibles courants. Les
plus violents semblent les plus patriotes (1).
Les Jacobins triomphants gouvernent l'Assemblée, comme le pays, par leur club central
et ses filles des départements ; par 21,500
comités révolutionnaires devenus administrateurs de simples surveillants qu'ils étaient,
et exerçant un pouvoir sans limites. (H. Martin, *Hist. de France.*) C'est l'anarchie centra-
lisée et organisée.

On sait le reste. Jamais drame plus terrible
ne se joua, dit un historien de nos jours, avec

(1) L'appel à la force part, dit Michelet, des hommes
les plus cultivés, des légistes, des gens de lettres,
des médecins.

un tel enivrement des acteurs. C'est à peine si, tout en accomplissant des prodiges d'activité et d'audace, ils se rendent compte de ce qu'ils font. « Qui a fait nos actes, disait un jour à Quinet le médecin Baudot, *nous n'en savons rien.* » On est entré dans la région des tempêtes. Aux prises avec la Commune, passant ensuite sous le joug du Comité de salut public devenu la première puissance de l'état, depuis la chûte des Girondins, la Convention offre l'aspect d'une arène sanglante où se livrent ces combats de nuit dans lesquels, dit A. Chénier, on frappe amis et ennemis. Il ne s'agit plus guère que de savoir quel parti enverra l'autre à la guillotine devenu un instrument de gouvernement, *instrumentum regni* (1).

Je ne suivrai pas nos confrères dans les différents actes de cette tragédie où je ne trouve pas de traces de leur action individuelle, bien qu'associés collectivement à sa grandeur, ils ne puissent être entièrement absous de ses excès. Je noterai cependant à leur décharge, qu'on ne les voit pas figurer dans les

(1) Dans ses *Mémoires inédits*, Baudot dit : « On croit que nous avions un système, c'est une illusion ; nous obéissions fatalement à cette nécessité : *tuer pour ne pas être tués.* »

journées sanglantes de la Révolution, ni dans
les atrocités dont un certain nombre de proconsuls souillèrent sa cause. A peine trouve-
t-on quelques noms de médecins à citer dans
les funèbres procès qui s'agitaient alors. Ce
n'est même pas sans surprise qu'on lit celui
de l'inoffensif Cabanis, non point seulement,
ainsi qu'on l'a dit, dans le tribunal révolutionnaire réorganisé en 95, mais aussi parmi
les membres les premiers nommés, en mars
93 (*Rapport sur les papiers trouvés chez
Robespierre*, par Courtois). On y compte
également, à titre de jurés, les médecins
Beau et *Salmon*, de Lille ; *Néloin*, qui est en
même temps juge de paix à Dauvon (1) ; à
Paris le chirurgien *Martin*, et *Souberbielle*
le lithotomiste que Michelet (qui le qualifie
de chirurgien-dentiste) a fort malmené. « Ce
Gascon âpre, dur et rusé, dit-il, avait assisté
à la prise de la Bastille, et siégé comme juré

(1) De même que le médecin *Verdier-Duclos* successivement maire et juge de paix à la Ferté-Bernard,
et qui avait rédigé en 89 le cahier de son bailliage,
était nommé membre du tribunal criminel de la
Sarthe. Il avait pour frère *Jean Verdier*, qui, à la
mort du roi Stanislas, était venu se fixer à Paris où
il avait fondé un établissement d'orthopédie et de
gymnastique. On l'avait appelé à donner ses soins à
Louis XVI, au temple.

dans le procès de la reine. Il figurait (1) sur une liste de *patriotes éprouvés* trouvée chez Robespierre pour lequel il avait un culte, et fut plus tard un des compagnons de plaisir de Barras. Chargé de l'examen des prisonnières qui se disaient enceintes dans l'espoir d'un sursis, il ne consentait jamais à en admettre la preuve. L'illustre historien prétend enfin que son vote au tribunal révolutionnaire contre Danton, lui fut payé par la place de chirurgien-major à l'école de Mars (*ibid.* t. 6). Ce fut dans la suite un des plus violents adversaires de Civiale ; car ce personnage atteignit l'âge de 93 ans.

Mais laissons là ces comparses, d'un médiocre intérêt, pour nous occuper des médecins qui ont particulièrement figuré, à quelque titre que ce soit, dans la Convention. On peut les distinguer en deux groupes principaux : les républicains modérés, ou relativement tels ; ceux qui, croyant la Révolution finie, rêvent l'établissement d'un régime d'ordre et

(1) Avec *Sigaut*, chirurgien à Soissons, *Groffier*, chirurgien à l'armée des Pyrénées-Orient., *Bertholet*, chirurgien à Reys. — Dans une longue liste de détenus ou d'individus désignés pour la déportation que contient le même dossier je n'ai relevé aucun nom de médecin.

de liberté avec la fin de l'anarchie (Centre,
Gironde) ; et ceux qui ne voient dans la journée du 10 août qu'une étape de la Révolution
(la Montagne).

Au nombre des premiers et parmi les défenseurs à la fois modérés et sincères des
institutions républicaines, figure *Jean-Fran-
cois* BARAILLON (1), né en 1743 en Auvergne.
Médecin estimé et maire à Chambon, où il
remplissait ensuite les fonctions de juge de
paix, ses principes politiques, la considération
dont il jouissait, le firent choisir en 92 par ses
concitoyens pour les représenter à la Convention. Bien que porté vers les réformes,
novateur sans chimères, il se montre hostile
aux résolutions extrêmes, et siège à la plaine.
Dans le procès du roi où il avait commencé
par se récuser, il vote pour la détention et le
bannissement à la paix, « ne se croyant pas
appelé, dit-il, à juger des criminels, mais
seulement à opiner en homme d'Etat. » Il
demandait, d'ailleurs, que tous les Bourbons

(1) La biographie Michaud écrit *Barailon*. A ce propos, je ferai remarquer que l'orthographe des noms
propres varie beaucoup dans les publications de ce
temps. Le *Moniteur* lui-même fourmille, dit Michelet,
d'inexactitudes de ce genre, et d'autres encore plus
graves parce qu'elles sont préméditées.

fussent bannis. Obéissant en toute circonstance à la voix de sa conscience sans redouter les conséquences qui peuvent en résulter pour lui, on le voit tantôt accuser Robespierre de vouloir dominer l'Assemblée (1793), tantôt proposer une amnistie en faveur des Vendéens qui mettraient bas les armes. Gravement compromis par l'indépendance de ses votes, il est porté au 31 mai sur la liste des proscrits, mais en est rayé par Chaumette à la sollicitation d'un ami commun. Pendant la Terreur, Baraillon qui avait reconnu l'impossibilité de lutter contre la tempête, semble s'effacer. Après le 9 thermidor, il demande qu'on poursuive les terroristes et les dilapidateurs des deniers publics, comme il l'avait fait déjà pour le maire Pache. Mais, en même temps, hostile aux prêtres qu'il regardait comme des agents de troubles, il veut qu'on bannisse les réfractaires. Au 13 vendémiaire, on le voit prodiguer ses soins aux blessés sans distinction de parti. En matière d'enseignement, Baraillon, qui est sur son véritable terrain, est chargé de l'organiser dans 17 départements. C'était un ardent partisan de l'instruction à tous ses degrés ; il y portait des vues assez originales, parfois utopiques, mais un esprit indépendant qui le mettait en opposition fréquente avec les plans fantastiques qu'aucuns proposaient alors. Il attaquait, par exemple, la loi sur l'enseignement primaire, montrant l'absurdité de charger un instituteur de la campagne d'enseigner dix sciences à la fois, lorsqu'on en trouvait, même dans de grandes villes, qui ne savaient pas l'orthographe. Il critiquait également l'enseignement secondaire, les écoles normales où l'on prétendait tout enseigner, et même l'école polytechnique qui par suite d'une organisation vicieuse lui paraissait inutile *(sic)*. Enfin en 97 (an V), il contribuait à faire décréter quatre écoles de médecine (dont l'une à Lyon), tout en faisant ses réserves vis-à-vis de certains savants auxquels il refusait les aptitudes pratiques nécessaires, pensait-il, à leur tâche. Il eût désiré qu'on donnât dans les écoles élémentaires des notions sur la menstruation, les couches et leurs suites... *decipimur specie recti.* — A l'issue de la Convention, entré aux Cinq-Cents puis aux Anciens dont il devient l'un des secrétaires, Baraillon y continue sa guerre au Jacobinisme, tout en approuvant au 18 fructidor les mesures sévères prises contre les royalistes. Mais converti comme beaucoup de ses collègues aux idées autoritaires, il fait partie des réunions secrètes où l'on ourdissait, aux approches du 18 brumaire, un complot contre le Directoire (1). Rallié successivement au Consulat et à l'Empire, il présidait en 1801 le Corps législatif dont il sortait en 1806 pour reprendre à Chambon, sa profession et ses études favorites (2). C'était un médecin instruit et un archéologue distingué. Il a enrichi divers recueils de mémoires intéressants.

On peut ranger dans le même groupe, quoiqu'étant d'opinion moins avancée, Fockedey (*L. N.*), médecin à Dunkerque, où il avait conquis l'estime de ses concitoyens lorsque la Révolution le prit pour le jeter dans la sphère des orages. C'est le seul représentant du Nord qui ne vote pas la mort du roi. Contestant la compétence de la Convention, il veut qu'elle se borne à poser la question de culpabilité, laissant, en cas d'affirmative, aux assemblées primaires la tâche d'appliquer la peine. « Vous jugez Louis, dit-il, ou comme

(1) Les documents contenus dans *l'Histoire parlem.* de Buchez et Roux ne permettent pas de mettre ce fait en doute, nonobstant la biographie Michaud.

(2) Selon quelques biographies, il aurait abandonné de nouveau la médecine pour les fonctions de procureur impérial. Mais c'est, croyons-nous, une erreur provenant d'une ressemblance de nom.

simple citoyen, et alors il doit être renvoyé devant les tribunaux ordinaires ; ou comme Roi, alors il doit comparaître devant le peuple souverain dont nous ne sommes que les commissaires. » Il opinait en dernier ressort pour la détention jusqu'à la paix, et cette opinion ne prévalant pas, pour le sursis avec appel au peuple. — D'une fermeté indéniable de principes, n'ayant jamais approuvé la violence dans aucun parti, Fockedey est emprisonné après le 2 juin, et il était à la veille de subir le sort des Girondins, lorsqu'un de ses collègues faisant surseoir à son jugement lui permit d'atteindre la chûte de Robespierre. Retiré d'abord dans ses foyers, il abandonne la profession médicale pour entrer dans la magistrature.

JARD-PANVILLIERS *(Louis-Alexandre)*, né en 1757 près de Niort, pratiquait dans cette ville, dont il fut le premier maire constitutionnel, lorsqu'il abandonna, à la Révolution, la carrière médicale pour les fonctions de procureur-syndic des Deux-Sèvres, lesquelles ouvraient un champ plus vaste à son ambition. Nous l'avons vu débuter en 91 à la Législative où il fait peu parler de lui. Elu en 92 à la Convention, il y vote dans le procès du roi pour le sursis. Plus tard il est envoyé en qualité de commissaire à l'armée de la Rochelle. Dénoncé par Marat pour cause de modérantisme il se tient à l'écart. Jamais, sans doute, le conseil du sage « cache ta vie », ne lui avait paru plus opportun. Il ne reparait à la tribune qu'après le 9 thermidor, pour accuser Carrier. Appelé en 95 (an IV) aux Cinq-Cents où il est réélu l'année suivante, il y parle en faveur des familles d'émigrés et des prêtres rentrés en France; se montre favorable au 18 brumaire, et passe au tribunat dont on le nomme successivement questeur, secrétaire et président. Chargé de présenter au sénat le rapport qui concluait à conférer la dignité impériale au premier Consul, il en est récompensé par les fonctions de sénateur, de premier président à la cour des comptes, et par le titre de baron.

Plus tard on vit Jard-Panvilliers animé d'un invariable dévouement pour tous les régimes qui se succèdent, haranguer tour à tour l'empereur à son retour de Moscou et, lors de sa déchéance à laquelle il adhère, le roi légitime; puis signer pendant les cent jours une adresse en faveur du rétablissement de l'Empire; enfin venir de rechef, en 1816, assurer de sa fidélité le sage auteur de la Charte. De telles palinodies étaient alors

choses si communes (1), — et dans quel temps
ne le sont-elles pas ! — qu'elles n'empêche-
rent pas les électeurs des Deux-Sèvres, dont,
après tout, Jard-Panvilliers s'était attiré les
sympathies en se montrant constamment
favorable à la politique de modération et
d'humanité, de l'envoyer siéger à la Chambre
des députés (1816-17.)

Au même groupe appartiennent encore
quelques médecins qui y jouent un rôle moins
important, mais plus désintéressé ; tels
Bodin, Lepage, Eschassériaux, Vitet.

François BODIN, né en Touraine, y exerçait
la chirurgie, et avait été nommé maire à
Gournay, lorsque les électeurs d'Indre-et-
Loire l'envoient siéger à la Convention, où
il vote la réclusion du roi et la déportation à
la paix, convaincu, disait-il, « qu'un holo-
causte de sang humain ne peut fonder la
liberté. » Mais, craignant de subir la peine
de sa modération, et comme s'il avait épuisé
dans cette circonstance toute la fermeté dont
il était capable, il reste depuis lors le témoin
silencieux et impassible, au moins en appa-
rence, des excès sanglants qui s'accomplissent

(1) Voir le *Dictionnaire des Girouettes*, Paris 1815,
et *Le censeur du dict.*, ou *les honnêtes gens vengés*,
même date.

sous ses yeux. Retrouvant enfin la parole au 9 thermidor et nommé secrétaire de l'Assemblée, il plaide la cause des suspects qui remplissaient encore les prisons. Entré aux Cinq-Cents avec les Conventionnels qui y sont admis pour les deux tiers, il y est réélu en 99 (an VII) par les électeurs des Deux-Sèvres et en sort au 18 brumaire. Mais il ne reprend pas l'exercice de sa profession, et nommé commandant de la gendarmerie dans l'Ain, il meurt dans ce poste.

Lepage *de Lingerville (L. P. N. M.)*, né en 1762 à Montargis, y exerçait la médecine avec distinction, quand il fut élu par le Loiret à la Convention. On le voit réprimer courageusement les émeutes d'Orléans où il avait été envoyé par l'Assemblée, et dénoncer à la tribune, sans se laisser intimider par les clameurs de la Montagne, les fauteurs des troubles qui s'étaient produits à Montargis, et dans lesquels le député Manuel avait été blessé en raison de son vote dans le procès du roi. Lepage avait opiné lui-même pour la détention et le bannissement à la paix. Il échappe cependant à la Terreur, et à la fin de la session il est nommé aux Cinq-Cents, d'où il passe dans l'administration comme chef de bureau à la loterie nationale, fonctions qu'il remplit jusqu'à sa mort. — Lepage était un helléniste et un latiniste distingué ; On lui doit une bonne traduction de Celse.

René ESCHASSÉRIAUX, dit *le jeune* pour le distinguer de son frère, pratiquait la médecine à Saintes, lorsqu'il fut nommé en 90 administrateur du district, puis suppléant à la Législative et à la Convention où il n'allait siéger qu'en août 93. Il s'y fit remarquer par une modération dont il ne se départit à aucune époque de sa carrière politique, quoique son entrée au Comité de salut public, et son maintien, après épuration, au club des Jacobins en même temps que son frère, (conventionnel ardent auquel il devait sans doute ces choix), eussent semblé prouver qu'il passait lui-même pour un bon démocrate. Elu en 95 aux Cinq-Cents et après le 18 brumaire au Corps législatif, Eschassériaux continue à figurer dans toutes les Chambres qui se succèdent de 1815 à 1830 où il compte parmi les 221. Il était en 1810 maire de Saintes. — Administrateur laborieux et éclairé, on lui doit un rapport sur *les moyens de régénérer les haras,* qui a fait autorité dans la matière (1798) (1).

(1) J'aurais pu citer encore dans ce groupe des conventionnels modérés qui votèrent avec la minorité

Je me réserve de mentionner plus loin en parlant des médecins *émigrés* VITET, qui a, politiquement, sa place à côté des précédents. Mais c'est le lieu de nommer ici le plus illustre des représentants de la science à la Convention, *Antoine-François* FOURCROY, né en 1755 à Paris, d'un père pharmacien. Quoique reçu en 1780 docteur-régent à la faculté aux frais de la Société royale de médecine (1), et faisant à ce titre des cours de physiologie, ayant même publié un ouvrage de thérapeutique appliquée, c'était surtout dans l'ordre des sciences physiques, et comme chimiste de

dans le procès du roi, SERRE (*Jean-Joseph*) et OPOIX (*Christophe*). Mais le premier après avoir fait les guerres de l'Inde en qualité de *chirurgien de marine*, faisait, à son retour en France, la campagne de 92, comme capitaine de volontaires ; puis abordant la carrière politique entrait successivement à la Convention et aux Cinq-Cents, pour devenir, à l'issue de la session, conseiller de préfecture, sans retour à sa première profession. — Quant à OPOIX, qui était non pas médecin, mais apothicaire à Provins, député de Seine-et-Marne à la Convention, il n'y joue qu'un rôle effacé. Il avait proposé en 95, qu'à chaque décade fût affectée une fête particulière (une entre autres à *la pudeur*), dans un édifice public élevé *ad hoc*. On lui doit une *histoire de Provins*.

(1) En raison de sa pénurie financière. Les frais de réception au doctorat s'élevaient alors à 8,000 fr. ; mais la faculté avait des boursiers.

premier ordre qu'il s'était fait connaître. Son talent oratoire lui avait en outre valu des succès dans les clubs, quand il vint en juillet 93 siéger à la place de Marat, à la Convention, où il était suppléant depuis 92. Comme on lui reprochait à la société des Jacobins dont il était membre, de n'avoir pas fait un usage assez fréquent de ses talents à la tribune dans l'intérêt du peuple, il répondait que « depuis vingt ans passés dans l'étude et dans l'exercice de la médecine, il avait dû se préoccuper avant tout de nourrir le sans-culotte son père et les sans-culottes ses sœurs » *(sic)*. Le fait est que bien qu'ayant embrassé avec ardeur les espérances de 89, ayant même fait partie en 94 du Comité de salut public, ce n'était pas un homme de révolution. Concentrant toute son activité sur la science et sur les questions d'instruction publique, il avait puissamment contribué à populariser l'étude de la chimie, et prenait la plus grande part à la création d'établissements scientifiques et littéraires ainsi que d'un grand nombre de collèges. — Cœur sensible et dévoué, l'illustre professeur employait surtout son crédit à soustraire ses élèves aux dangers qu'ils pouvaient courir. Darcet avait été dénoncé comme orléaniste et porté par Robes-

pierre sur les listes de proscription. — Fourcroy, sous prétexte d'examiner l'affaire,
s'empare du dossier accusateur, et, grâce à
sa courageuse éloquence, obtient l'élargisse-
ment du jeune chimiste. — CHAPTAL, accusé
de fédéralisme pour avoir publié après le 31
mai une brochure favorable aux Girondins,
avait été incarcéré à Montpellier ; il doit également sa liberté aux démarches du géné--
reux maître qui venait, dans le même moment,
de contribuer par ses sollicitations puissantes
à faire sortir de prison notre célèbre DESAULT.
Moins heureux, par malheur, à l'égard de
LAVOISIER, il n'avait pu l'arracher à l'échafaud ; et la douleur qu'il en ressentit fut
encore aggravée par l'odieuse calomnie qui
le représentait comme ayant laissé par une
basse jalousie s'accomplir ce crime, sans avoir
rien tenté pour en épargner la honte à son
pays. — Fourcroy sorti par le sort des
Anciens, avait été nommé au conseil d'Etat
par le premier Consul, et chargé de présenter, en qualité d'orateur du gouvernement,
la loi du 19 ventôse an XI (1803) qui nous
régit encore aujourd'hui. Il meurt en 1809,
profondément attristé de s'être vu préférer le
poète Fontanes pour le poste de grand-maître
de l'Université, auquel il pouvait se croire
tant de droits.

Parmi les médecins qui se rattachent au parti de la Gironde, il en est cinq surtout qui y figurent honorablement : Salles, Le Hardy, Bergocing, Hardi, Lanthenas.

Salles que nous avons vu débuter à la Constituante, est réélu à la Convention en septembre 92. Esprit agité, caractère défiant, « le dénonciateur chimérique » comme l'appela V. Hugo, il voit, ainsi que Louvet, des complots partout : dans le camp Jacobin comme dans le parti opposé. Mais l'esprit d'intrigue et la duplicité qui lui ont été parfois attribués par la malveillance, me semblent des imputations sans aucun fondement (1). Dans l'affaire de Nancy que ses ennemis l'ont accusé aussi faussement d'avoir ourdie, il prète son appui à la députation de la garde nationale venue pour se plaindre de la municipalité qui n'avait pas pris les mesures nécessaires, mais il n'approuve pas la révolte. Quoiqu'ayant souvent voté avec le parti démocratique dans la première partie de sa carrière, il ne professait pas les doctrines révolutionnaires.

(1) Garat qui, au point de vue de la portée intellectuelle, l'a jugé trop sévèrement dans ses *Mémoires*, ne peut s'empêcher de reconnaître que « s'il ne fit pas toujours le bien, il crut toujours le faire. »

A propos d'une proposition tendant à établir, à la place du roi, un pouvoir exécutif nommé par les 83 départements, il déclare « qu'on le poignarderait plutôt que de le faire consentir à un tel état de choses. » Au lendemain de Varennes, il détend encore le principe de l'inviolabilité du souverain, déjà à demi déchu, ce qui lui attirait plus tard les attaques de Robespierre. Après les journées de septembre, il s'oppose à ce que l'on suspende les poursuites contre leurs fauteurs, et à deux reprises (92-93), il dénonce Marat comme ayant provoqué au meurtre et au pillage, et demande qu'il soit poursuivi. Cependant, rapporteur d'une loi qui réclamait à la suite des émeutes du Champ-de-Mars l'établissement d'une chambre ardente, c'est à dire d'un tribunal d'exception, il s'était, inébranlable dans son libéralisme, prononcé pour le rejet.

Lorsqu'on agite, le 15 juillet 91, la question de savoir si l'on mettra le roi en jugement, il prend chaleureusement sa cause au point de vue de l'honneur et de l'humanité et demande le rapport du décret. Dans le cours du procès, flottant entre l'absolution d'où aurait pu naître selon lui, la guerre civile, et une condamnation capitale qui servirait de prétexte à une invasion, il propose, le premier, de laisser l'application de la peine aux assemblées primaires. « C'est à la nation, dit-il, de fixer son sort en fixant celui du roi » (1). En dernière analyse, il votait la détention jusqu'à la paix, et enfin le sursis à l'exécution. Portant plus tard son attention sur la défense du territoire, il émettait, dans un discours imprimé par ordre de l'Assemblée et loué par les journaux, des vues nouvelles sur l'approvisionnement de l'armée ; proposait un système de petits camps retranchés communiquant entre eux par des signaux, et propres à retarder la marche de l'ennemi tout en protégeant les centres de population. Dans les questions d'ordre intérieur, il combattait la permanence des sections et des conseils généraux qu'il considérait comme « des instruments de révolution, les voyant, disait-il, pousser sans cesse aux mesures extrêmes. »

Enveloppé dans la proscription de la Gironde à laquelle il s'était rallié, Salles est décrété d'arrestation le 2 juin et mis hors la loi quelques jours après, avec 32 Girondins,

____

(1) Thiers consacre une page entière de son histoire à la reproduction de cet important discours.

comme traître à la patrie et en rebellion contre le décret ci-dessus. Réfugié d'abord dans le Calvados, centre du fédéralisme Girondin (1), puis à Bordeaux, où il s'était rendu par mer, chez le père de Guadet, il est découvert dans un grenier (2), et traduit devant une commission militaire. Comme on lui lisait l'acte d'accusation où on le désignait sous la qualité *d'ex*-représentant, « dites Représentant ! » s'écrie-t-il fièrement. Il conserve sa fermeté sur l'échafaud. Le couperet de la guillotine s'étant tout à coup arrêté sans que le bourreau pût en reconnaître la cause, le condamné la lui explique, puis se remet avec le même sang-froid entre ses mains. Il n'avait que 34 ans.

(1) Une vingtaine de députés unis aux autorités de Caen et à des délégués des départements y avaient organisé ce qu'on appela *l'Assemblée centrale de résistance contre la Convention*. Partis du Calvados au nombre de 190 , ses membres se débandèrent bientôt et s'embarquèrent en partie pour la Gironde.

(2) Quelques biographies disent : Dans les grottes ou carrières de Saint-Émilion. Sur le bruit que les fugitifs y étaient cachés, les Agents chargés de leur poursuite les avaient, en effet, investies en se faisant aider par des chiens. Mais les Girondins n'avaient pu y séjourner en raison du froid qui y régnait. (V. le *Message de la Société de Castillon* à la Convention, du 7 juillet 94).

Salles, qui n'a rien écrit sur la médecine, avait publié en 91 un *examen comparé des différentes constitutions*, et *des formes les plus propres à garantir la liberté*. Il avait, sinon des prétentions, du moins des goûts littéraires. Pendant qu'il était caché chez Guadet, il avait composé une tragédie sur *Charlotte Corday*. Si ses vers, quoique empreints d'une grande sincérité d'accent et d'une virilité toute républicaine, ne peuvent entrer en comparaison avec ceux qu'a burinés Ponsard, ils témoignent du moins de la fermeté stoïque du proscrit en face du sort tragique qui l'attendait (1). Ce n'est pas cependant sans un grand déchirement de cœur qu'il quittait la vie, comme le témoigne une lettre touchante et digne écrite le jour même de sa mort, à sa femme, qu'il laissait après lui sans ressources avec des enfants.

Bien qu'ayant un point de départ différent

---

(1) On y remarque surtout une belle scène, l'interrogatoire de Charlotte devant le comité de salut public. Barbaroux a blâmé l'auteur d'avoir donné pour amant à son héroïne Hérault de Séchelles, qui n'eut, dit-il, jamais rien de commun avec elle. On a encore de Salles un poème intitulé : *l'Entrée de Danton aux enfers*, publié pour la première fois en 1866 par M. de la Sicotière.

en politique, une même destinée rattache au précédent *Pierre* Le Hardy, né en 1752 à Dinan où il exerçait la médecine à la Révolution. Elu en 92 à la Convention par le Morbihan, il s'y montre peu favorable aux idées nouvelles, et compte parmi les rares défenseurs du clergé. Dans le procès du roi, il vote l'appel au peuple en disant : « Je regarderais la liberté de mon pays comme entièrement anéantie si nous étions à la fois accusateurs, jurés, juges et législateurs... l'histoire nous apprend que la mort des Rois n'a jamais été favorable à la liberté. » Il n'admettait pas que l'Assemblée se crût plus infaillible que la nation consultée, et opinait finalement pour la détention jusqu'à la paix et le bannissement. Plus tard il insistait pour que l'on continuât les poursuites contre les auteurs des massacres de septembre, et bientôt après il réclamait l'arrestation de Marat. Opposé à la suppression de St-Cyr, il reprochait à ses collègues de détruire au lieu de réformer, et de ne rien édifier sur les ruines qu'on accumulait. Il faisait partie de la commission des 24 nommée en novembre 92 pour examiner les papiers recueillis par le comité de surveillance. Le 25 avril 93 l'Assemblée le nommait pour la seconde fois secrétaire, bien que 35 sections eussent demandé son expulsion. Mais arrêté le 2 juin, il passe le 31 octobre devant le tribunal révolutionnaire qui l'envoie le même jour à l'échafaud où il marche avec fermeté en compagnie de vingt de ses coreligionnaires politiques. Vergniaud, qui faisait partie de cette fournée, lui dit en ce moment : « Docteur, vous devez un coq à Esculape, tous vos malades sont guéris. » L'indifférence pour la mort s'élevait alors jusqu'au stoïcisme railleur. Le Hardy, fut, dit-on, l'un des trois ou quatre Girondins qui se confessèrent dans leur prison à Fauchet. — Il laissait quelques opuscules politiques et médicaux n'offrant qu'un intérêt de circonstance.

Dans les rangs de ce groupe qui fait une si grande figure dans cette Assemblée, figure encore *François* BERGOCING, né en 1735 à St-Macaire. Il exerçait la chirurgie à Bordeaux quand il fut élu à la Convention. Il y vote le sursis et l'appel au peuple. Membre en 93 du comité de sûreté générale et de cette commission des Douze chargée de contenir la Commune, et qui devait attirer sur elle les foudres de la Montagne, il avait fait paraître avant le 31 mai un manifeste à sensation où il accusait les Jacobins d'ourdir une conspiration ayant pour but de dissoudre l'Assemblée, et d'imposer une dictature à la France (1).

Décrété d'accusation et mis hors la loi le 3 octobre 94, il lance de Caen où il s'était réfugié avec ses amis politiques un nouveau manifeste à ses commettants. Puis, entraîné dans leur déroute, mais assez heureux pour se dérober à la proscription et comprenant qu'il n'a plus qu'à se taire et attendre, il s'ensevelit dans la retraite. Le 9 thermidor lui permet de reprendre sa place à la Convention, qui, dans le désarroi occasionné par les insurrections du 1er prairial et du 13 vendémiaire, le trouve parmi ses plus énergiques défenseurs. Entré aux Cinq-Cents, Bergocing s'associe à la réaction Thermidorienne. Au 21 fructidor, il défend la politique du Directoire, mais démissionne après le 18 brumaire (auquel il avait cependant participé), étant devenu suspect aux auteurs de ce coup d'état

(1) Il résultait des rapports adressés à la commission des Douze, qu'on avait proposé, dans une assemblée de la Commune, de s'emparer des membres les plus suspects de la Gironde, et de les mettre en lieu sûr pour les *septembriser*. Selon Michelet, c'était surtout à l'Apchevéché et aux Cordeliers qui surpassaient encore le club des Jacobins en violence, qu'on soutenait la thèse de la nécessité d'un massacre.

en raison de son intimité avec Barras. Plus tard Murat lui donnait dans l'administration Napolitaine une place qu'il abandonnait pour venir mourir en France peu de temps après.

Moins malheureux que son homonyme dont il se séparait en politique, *François* HARDY, né en 1756 à Rouen où il exerçait la médecine, avait été élu en 92 à la Convention pour ses opinions républicaines. Il y vota néanmoins l'appel au peuple, si la majorité prononce la peine capitale. Allié aux Girondins il est, à ce titre, mis hors la loi le 28 juillet 93, mais il réussit à se dérober aux poursuites, et ne reparaît à l'Assemblée qu'après la chute de Robespierre. Ardent thermidorien quoique sans mélange de royalisme, et d'une extrême véhémence dans les discussions, on le voit demander la condamnation des principaux membres de l'ancien Comité de salut public coupables d'avoir organisé « la boucherie de Robespierre. » Membre du comité de sûreté générale en 95, il autorise l'arrestation des chefs de l'insurrection du 13 vendémiaire, et vote en 96 les lois restrictives de la presse. Elu une seconde fois en 98 aux Cinq-Cents dont il devient successivement questeur, secrétaire et président, il fait, de concert avec Cabanis, de vains efforts pour réglementer l'exercice de la médecine resté sans contrôle ; provoque des mesures sévères contre les prêtres et les émigrés. D'abord partisan du Directoire, il se rallie bientôt à la fortune du premier consul, et fait partie du corps Législatif. La place de directeur général des douanes lui avait été donnée en 1802 ; l'ayant perdue à la restauration, il reprend l'exercice de sa profession.

Parmi les médecins qui, s'ils ne figurent pas dans l'histoire des Girondins, votèrent avec eux et comme eux, je ne puis omettre *Philippe* Marcoz, né en Maurienne en 1759, et qui reçu docteur à Turin, exerçait à l'époque de la Révolution, à Saint-Jean-de-Maurienne, poursuivant en même temps ses études dans les sciences naturelles et mathématiques. Nommé en 92 officier municipal, et à la Convention en mars 93 par le département du Mont-Blanc récemment incorporé à la France, il arrivait à cette Assemblée au moment de la lutte suprême entre Girondins et Jacobins. Au 31 mai–2 juin, trois des 10 députés Savoisiens se rangent du côté de la Montagne, les sept autres se tiennent sur la réserve. L'un d'eux, Chamoux, disait à son retour à Chambéry : « Là où je m'attendais à trouver un aréopage de sages, je n'ai vu qu'une arène de gladiateur » (*la Révol.*, 1883). Au 9 thermidor, Marcoz vote avec la Plaine la mise hors la loi des proscripteurs, et fait partie de la commission d'enquête qui proposait des poursuites contre Carrier et Lebon. Compris dans les deux tiers des Conventionnels répartis entre les deux conseils il entre en 96 (an V) aux Cinq-Cents, où il ne joue aucun rôle important. A l'issue de la session il se mettait à enseigner les mathématiques à l'école centrale du Mont-Blanc, sans retour à la profession médicale qu'il avait abandonnée comme les fonctions politiques.

Le dernier des Girondins qu'il me reste à mentionner ici, *François* LANTHENAS, né en 1749 dans le Forez, exerçait la médecine à Paris au commencement de la Révolution. Moins connu à ce titre qu'il ne le fut depuis comme homme politique, il dut à quelques brochures empreintes d'opinions démocratiques et à sa collaboration dans des journaux politiques, d'être admis dans l'intimité des Roland chez qui il passait des mois entiers, s'associant à leurs travaux, faisant leurs commissions : l'idéal du *famulus* , dit Sainte-Beuve. Il eût même voulu mettre dans la communauté le petit capital qu'il possédait.

C'était un des adorateurs discrets et peu exigeants de la divinité du lieu, laquelle lui préférait Bancel et plus tard Buzot, se bornant quant à lui « à l'aimer et à l'estimer, écrit-elle, comme un bon frère. » C'est grâce à ce patronage que Lanthenas fut nommé à la Convention en 92 par le département de Rhône-et-Loire. Il vote la mort du roi, mais avec sursis, et sous la réserve qu'on commuera la peine capitale en exil si la République reste en paix avec ses voisins. D'un caractère conciliant, timide, un peu naïf, sa fougueuse amie lui reprochait de s'annuler « entre le côté droit dont il blâmait les passions rétrogrades et le côté gauche dont il ne pouvait approuver les excès. » Aussi s'était-il réfugié dans les questions d'instruction publique, d'un ordre plus paisible et plus conforme à ses goûts. A une époque où les Girondins étaient encore puissants, on l'avait nommé rapporteur d'un projet de loi sur l'enseignement primaire (décembre 92). Lorsque leurs adversaires triomphent, il est porté sur la liste des proscrits du 2 juin ; mais Marat l'en fait rayer en le présentant dédaigneusement (qu'il l'ait cru ou non), comme « un pauvre d'esprit qui ne mérite pas qu'on songe à lui. » Déjà, au reste, Lanthenas

s'était démis de ses fonctions de représentant
sur la sommation du comité de salut public,
soit intimidation, soit qu'il s'imaginât voir
dans l'exil des Girondins le moyen de ramener la concorde dans l'Assemblée. « Nos
divisions, s'écriait-il, ont creusé sous nos pas
un abîme profond. Les vingt-deux membres
dénoncés doivent s'y précipiter si leur sort,
quelqu'il soit, peut le combler. Je me déclare
volontairement suspendu de mes fonctions. »
Mais ce rôle de Curtius n'avait séduit personne, et il est le seul à se lever pour l'adop-
tion de cet inique ostracisme. A dater de ce
moment, Lanthenas se dérobe par le silence à
la terreur, et ne reparaît plus qu'après le 9
thermidor à l'Assemblée qui le nomme un de
ses secrétaires. En garde contre la réaction,
et toujours animé de sentiments de concilia-
tion, il y fait une motion tendant à mettre à
l'abri des poursuites les vrais patriotes qui
« égarés par le système terroriste avaient pu
nuire au pays avec les meilleures inten-
tions. » Entré en 96 aux Cinq-Cents, il y
proposait une loi restrictive de la liberté de
la presse ; en sortait un an plus tard pour
reprendre l'exercice de la médecine, et mourait en 99 (1). — Il avait publié de 89 à 98

(1) Contrairement à l'assertion des biographes qui

plusieurs brochures sur des questions de
législation et d'enseignement, sur la morale
républicaine, la religion civile, et traduit
l'ouvrage de F. Paine sur *les Droits de l'homme*. Son rapport sur l'instruction publique
prenait pour base les plans antérieurement
présentés par Mirabeau, Talleyrand et Condorcet, mais il s'appliquait seulement à l'instruction primaire (1). — Au total, nous
n'avons affaire ici, nonobstant d'incontesta-
bles qualités de cœur, qu'à un assez médiocre
esprit (2).

Parmi les médecins qui siègent dans les
rangs de la Montagne, ceux qui ont acquis

le représentent comme banni en 1815 et réfugié en
Italie.

(1) Dans le projet de Lanthenas, l'instruction était
obligatoire, l'enseignement religieux n'était pas donné
à l'école ; les instituteurs étaient nommés sur une
liste soumise au suffrage des pères de famille, des
veuves et des tuteurs.

(2) Comment en juger autrement quand on le voit,
par exemple, adresser à Brissot l'article prudhom-
mesque qu'il intitule : « Quand le peuple est mûr pour
la liberté, une nation est toujours digne d'être libre. »
Ou cette autre naïveté proposée à Bance : « Faire
quelque grande confédération pour travailler, dans
quelques années, en même temps en Angleterre, à nous
débarrasser absolument des prêtres. » C'est ainsi qu'en
pensait Sainte-Beuve rappelant ces pauvretés dans ses
Portraits de femmes.

la plus grande notoriété la doivent, en partie,
à ces redoutables missions envoyées, au nombre de deux cents, dans les départements,
pour les républicaniser et organiser révolu-
tionnairement l'administration. Placés dans
une situation épineuse, persuadés qu'ils
n'atteindraient pas leur but, s'ils n'inspiraient
la terreur « ces terribles voyageurs de la
Révolution », comme les appelle Michelet,
outrepassèrent trop souvent leur mandat, et
furent même, on le sait, appelés plus tard,
dans la personne de quelques-uns d'entre
eux, à rendre compte devant l'Assemblée de
leur sanglante dictature.

Quatre de nos confrères, Baudot, Bo,
Levasseur et Taillefer, acquirent surtout, à
cette occasion, une regrettable notoriété (1).
Marc-Antoine BAUDOT, exerçait la médecine
à Charolles lorsqu'il fut élu à l'âge de vingt-
six ans suppléant à la Législative, puis représentant à la Convention. Partageant les
idées les plus extrêmes du temps, il débute
par réclamer un décret d'accusation contre
Dillon, Choiseul, etc., pour avoir entretenu

(1) Il serait injuste néanmoins de les assimiler à
d'autres représentants dont les cruautés sont restées
légendaires (comme Carrier, Frérou, Lebon, St-Just,
Lebas, etc.)

des relations avec l'étranger. Dans le procès du roi il vote la mort sans sursis. Envoyé dans plusieurs départements du S.-O., il s'y fait remarquer par ses rigueurs. Pour en juger, écoutons-le parler lui-même. Rendant compte de sa mission à Bordeaux, il écrit : « Tout s'y passe militairement, le gouvernement ne va qu'à coups de sabre et de guillotine. (*Monit.* du 6 novembre 93). Dans un autre rapport sur sa mission dans l'Allier : « nous ne cesserons de faire la guerre aux *aristocrates* que quand le dernier sera expiré » (1) (ibid. 16 oct.). Envoyé à Strasbourg avec Lacoste, il écrit à Mallarmé qui les y avait précédés : « Quant aux aristocrates et aux f.... alsaciens, nous vous promettons d'en avoir soin ; et sans la loi révolutionnaire qui nous lie les bras, nous en aurions déjà fait une jolie fricassée. Mais ils ne perdront rien pour attendre, parce que vous nous don-

(1) On sait que l'on désignait ainsi tous ceux qui ne faisaient pas acte de dévouement au parti triomphant. Personne ne pouvait, d'ailleurs, se croire à l'abri de cette accusation. Dans une séance de la Commune, Hébert s'en prenant aux porteurs d'eau s'écrie : « il y a beaucoup d'aristocrates parmi ces MM. » (*Monit.* t. 170, 729.) Et Chasles renchérissant sur le précédent : « tous les paysans sont des aristocrates, dit-il à la Convention. » (2 mai 93).

nerez, nous l'espérons, des pouvoirs extraor-
dinaires. » Marat ayant demandé 270,000
têtes, « fussent-ils un million, dit Baudot,
détruisons-les entièrement » (séance du 19
frim. an II.) Aux yeux de tels hommes, tout
dissident était à supprimer (1). — On ne
s'étonne donc pas que, la Terreur passée, les
Strasbourgeois aient demandé la mise en
accusation de Baudot. Cependant, selon M.
Seinguerlet, sa conduite avait été relativement modérée pendant sa mission en Alsace,
quoiqu'il y eût installé un comité de salut
public dont les arrêts étaient exécutoires dans
les vingt-quatre heures, et qu'il eût laissé
en place ce Schneider que St-Just lui-même
y faisait arrêter pour ses exactions.

(1) Baudot était dépassé en cela par d'autres fanatiques en délire, tels que Jean-Bon-St-André (appelé à
devenir l'un des bons préfets de l'empire) ; M. d'Anto-
nelli qui voulait que l'on supprimât un *tiers* de la
population ; Guffroy qui disait dans son journal ;
« Que la guillotine soit en permanence dans toute la
république: la France aura assez de cinq millions
d'habitants » (*Le Rougyff*, juillet 93), etc. Mais ces cas
ne sont-ils pas du domaine des maladies mentales ?
« *La pathologie de la Convention est une histoire à
faire,* » a dit Michelet. Mot curieux à recueillir dans
la bouche de ce fervent admirateur de la Révolution,
et que je recommande aux aliénistes désireux d'en
faire des applications à l'histoire.

Notre confrère s'est surtout glorifié d'avoir mis, suivant son expression, « la cité dans les camps. » Il est certain qu'il y fit preuve d'habileté et qu'il déploya beaucoup d'énergie à l'armée réunie de la Moselle et du Rhin notamment où il eut, nonobstant le mauvais vouloir de St-Just, la fermeté de faire décerner le commandement en chef au jeune général qui devait bientôt illustrer nos armes par ses victoires, Hoche, dont Baudot avait même plus tard l'honneur de prendre la défense devant la Convention, lorsque le vainqueur de Neuwied était arrêté sur un ordre du comité de salut public, écrit tout entier de la main de Carnot.

Grand admirateur de Danton pour lequel il voulait « qu'on agrandît le panthéon de l'histoire, » Baudot se défiait de Robespierre, ne pouvant, disait-il, discerner le but qui le faisait agir. En St-Just, il ne voyait qu'un exterminateur (*sic*). Favorable à la politique Jacobine quand elle immole les Girondins, et même à la réaction Thermidorienne le jour où elle renverse Robespierre, le rigide Montagnard s'en sépare quand il croit y découvrir des tendances contre-révolutionnaires. On l'arrête à la suite du 1er prairial comme ayant participé à l'insurrection contre l'As-

semblée. Ayant recouvré sa liberté à la faveur
de l'amnistie générale qu'avait publiée la
Convention en déposant sa dictature, il obtient par la protection de Bernadotte un emploi
au ministère de la guerre. Mais bientôt tombé
en disgrâce, il rentre dans ses foyers pour y
reprendre l'exercice de la médecine (1). Banni
en 1816 avec les trente-huit conventionnels
encore survivants qui avaient voté la mort du
roi, il se retire en Suisse, puis à Liège où,
témoin oublié d'un autre âge, il meurt en
1838 (2), laissant des *Mémoires* dont Quinet a
tiré un parti important dans son histoire de
la Révolution. Baudot s'y peint comme une
victime de la réaction. « Ce n'est pas nous,
dit-il, qui nous sommes séparés de la Convention, c'est elle qui s'est séparée de nous. »
Rien, en effet, n'avait pu diminuer sa foi
dans les principes qui avaient dicté sa con-

(1) Il avait cependant déclaré dans une fête célébrée
à Strasbourg (20 septembre 93) « qu'il fallait maudire
le charlatanisme sous toutes ses formes, et que lui,
médecin, renonçait à sa profession, qui ne devait son
prestige, comme la religion, qu'à l'aveuglement des
hommes. » (SEINGUERLET, *Strasbourg pendant la Révolution.*)

(2) D'après la biographie Michaut, il serait revenu en
France en 1830.

duite ; et sa conscience ne lui reprochait
rien (1).

Esprit moins cultivé, marchant d'ailleurs
dans les mêmes voies, *Jérôme* Bo, né en 1758
dans l'Aveyron, cumulait avec la profession
de pharmacien-médicastre celle de facteur en
vins à Laussignac où il s'était fait remarquer
dès le début de la Révolution par ses opinions
exaltées. Nommé procureur-syndic, puis député à la Législative et enfin à la Convention,
il y prend place dans les rangs les plus élevés
de la Montagne ; c'est dire qu'il vote la mort
du roi sans sursis. Il montre la même ani-
mosité contre les Girondins qu'il attaque au
31 mai dans un style violent et grossier, trop

(1) Parlant de l'espèce de vertige ou d'ivresse dont
étaient frappés les hommes de la Terreur, et qui, de
l'aveu de Bourdon de l'Oise, « n'était séparée de la
démence que par l'épaisseur d'un cheveu, » Baudot
ajoutait : « Ceux qui ont été atteints de cette fièvre
ardente, au bout d'un certain temps et avancés en
âge ne la comprennent plus. » Pour lui, c'était paraît-
il, une justification suffisante de ces méfaits. Il n'avait,
du reste, conservé, dit Sainte-Beuve, qu'un souvenir
troublé de ces temps-là ; et si on lui eût proposé de
recommencer à froid, il eût peut-être reculé avec horreur » (*Nouv. lundis*). Plaidant à ce sujet les circonstances atténuantes, le critique demande « que l'on
fasse la part de la fièvre, et que dans le jugement
porté sur ces hommes, on sacrifie beaucoup des idées
applicables aux temps ordinaires. »

fréquent à cette époque. A son retour d'une
mission qu'il était allé remplir en Corse, il
est emprisonné à Marseille en ce moment in-
surgé contre la Convention ; mais il est déli-
vré au bout de trois mois par le représentant
Carteaux accouru à la tête d'un corps de
volontaires du Var pour désarmer les rebelles
et en tirer vengeance. Les violences de Bo,
la cruauté qu'il montra pendant ses missions
faillirent provoquer une insurrection à Figeac,
et l'exposèrent à périr d'un coup de fusil à
Aurillac. « La Révolution, disait-il, ne doit
connaître ni parents, ni amis ; on ne doit pas
même épargner son père. » Dans sa dernière
mission à Nantes, il semble revenu à de
meilleurs sentiments ; il y a chez les plus
impitoyables de ces moments pour la clémen-
ce. Il fait vider les prisons, et arrêter les
membres du tribunal révolutionnaire com-
plices de Carrier, retrace énergiquement dans
une lettre à l'accusateur public les crimes
dont ils sont coupables. Les Nantais lui
adressaient même, à cette occasion, des mar-
ques de leur reconnaissance. Cependant dénoncé lui-même avec les principaux terroristes
et signalé dans le rapport accablant de
Génissieux comme s'étant rendu coupable
dans le cours de ses missions « de vexations

et de cruautés de toute espèce », il est arrêté
à la suite d'un débat contradictoire ; mais le
décret d'amnistie proclamé dans la même
année le rend à la liberté.

Nommé chef de bureau à la police, grâce
au patronage de Merlin, il perd sa place en
99, et se remet à exercer la médecine à
Fontainebleau dont il publie une topographie
médicale. Forcé de s'expatrier sous la restauration, il meurt à l'étranger dans l'obscurité.
Dans un rapport à la Constituante sur l'organisation des secours publics, il avait proposé l'institution de dépôts de mendicité.

Deux représentants sortis du corps médical,
Taillefer et Levasseur, suivent les mêmes
errements, et montrent la même exaltation
dans leurs doctrines.

George Taillefer, né en 1762 dans le
Périgord, exerçait avec quelque succès la
médecine à Périgueux quand il fut nommé
administrateur de district à Sarlat, puis à la
Législative, et enfin à la Convention par la
Dordogne. Bien qu'ayant, ainsi que Levasseur,
voté la mort du roi dans les vingt-quatre
heures, Taillefer ne s'en prononça pas moins,
après Thermidor, contre la peine capitale,
comme « incompatible avec la liberté » (*sic*).
Au 31 mai il attaque violemment les Giron-

dins, de même qu'il avait accusé précédemment La Fayette. Envoyé deux mois plus tard dans quelques départements, il y déploie une grande rigueur (1). Tout en émettant un vote favorable à l'accusation dans le procès Carrier, il se rangeait du côté des Jacobins contre les Thermidoriens. Compromis dans les événements du 12 germinal an III, il réussit à se dérober aux poursuites. Là se termine sa carrière politique. N'ayant pas été appelé dans les conseils il se retire en 95 dans son pays natal et y reprend l'exercice de sa profession. Mais banni par la Restauration pour avoir figuré au Champ-de-Mars en 1815, il va mourir obscurément en Suisse.

Quant à *René* LEVASSEUR, né dans le Maine en 1747, il était, lorsque la Révolution éclata, accoucheur renommé au Mans. Dans le procès de Louis XVI, il rejette l'appel au peuple,

(1) Un de ses arrêtés daté de Villefranche, le 3 brumaire an II, est un curieux spécimen de sa manière de procéder en matière administrative. On y voit qu'il déchaussait en un jour dix mille particuliers dans une seule ville, mettait les gens hors de leur chambre pour avoir leur lit, leur ôtait la chemise du dos et le manteau des épaules. (TAINE, *le programme Jacobin.*) C'était la mise en pratique de l'axiome : en cas de besoin public, tout appartient au peuple, rien aux particuliers.

« les assemblées primaires étant généralement composées, dit-il, de cultivateurs et
d'artisans sans connaissances politiques. »
C'est, lui aussi, un ennemi acharné de la
Gironde. Il propose l'institution du tribunal
révolutionnaire et en rédige le règlement.
Bien qu'il eût prononcé en 93 un pompeux
éloge de Marat, qu'il eût pris en 94 la défense de Carrier (1), qu'il se fût élevé contre
la mise en liberté des aristocrates et la réaction Thermidorienne, il s'était comporté dans
plusieurs missions avec moins de rigueur
qu'on ne pouvait en attendre de lui. Il avait
même, en matière de tolérance, des vues
beaucoup plus larges que beaucoup de ses
collègues. La Société populaire d'Amiens
ayant demandé que l'on fermât les églises,
Levasseur fit adopter l'ordre du jour en dé-
montrant que ce serait violer la liberté de
conscience. Il faut mettre enfin à son actif la
bravoure qu'il déploya à la guerre, et la
fermeté dont il fit preuve en domptant une
sédition prête à éclater dans l'armée du
Nord, à la nouvelle de l'arrestation de Cus-
tines, son général en chef.

(1) Toutefois à l'appel nominal, il se prononçait,
comme Taillefer, pour la mise en accusation. Les 12
médecins présents à la séance votaient de même.

Décrété d'accusation, avec Taillefer, comme l'un des meneurs de l'insurrection du 12 germinal contre la Convention, Taillefer est emprisonné, mais recouvre sa liberté à la suite de l'amnistie. Employé en 1815 dans l'administration de l'armée, il est emmené par les Prussiens à Coblentz. Bientôt mis en liberté, il va se fixer à Bruxelles, d'où il rentre en France en 1830, pour y mourir quatre ans plus tard dans l'exercice de sa profession. — Les *Mémoires* qui portent son nom ont été rédigés sous son inspiration par A. Roche. Au dire de Michelet, ils suivent le *Moniteur* pas à pas (sauf dans la partie militaire), et participent à ses inexactitudes. Ils furent poursuivis sous la Restauration comme outrageant la monarchie, la morale et la religion. L'auteur y professe une grande admiration pour Robespierre, méconnu suivant lui; dévoile les passions de la Montagne, les secrets mobiles de ses actes, et les malversations commises en Belgique (t. 3, *procès des Dantonistes*). Parlant du 31 mai, « nous pleurâmes, dit-il, les Girondins, mais les choses en étaient venues à ce point qu'il fallait qu'ils périssent ou que nous périssions. » Tel était, en effet, le mot de la situation. « La Terreur a cela de fatal que celui qui l'emploie est condamné à l'employer toujours ou à périr aussitôt qu'il y renonce. » (LANFREY, *Hist. de la Rév.*)

Quoique l'on puisse compter BOUSSION, DUHEM, LACOSTE, BEAUVAIS parmi les ardents sectaires de la Montagne, ils n'ont pas laissé le terrible renom de ceux dont je viens de parler. Le premier avait même, on se le rappelle, débuté à la Constituante dans les rangs du parti constitutionnel. Puis il se laisse gagner par l'exaltation de ce temps et par l'ivresse qui monte à toutes les têtes. Il est chargé du rapport sur les papiers trouvés dans l'armoire de fer, et vote avec la majorité dans le procès du roi. — Entré dans les conseils après Thermidor, on l'envoie en mission. Ses pouvoirs expirés, il sort de la politique et se remet à pratiquer. Mais ayant voté la mort du roi, et s'étant laissé nommer sous-préfet pendant les Cent jours, il est exilé en 1815 et se réfugie à Liège.

Si Boussion est, en somme, une figure assez effacée, on n'en peut dire autant de Pierre DUHEM, né à Lille en 1760. Attaché à l'hôpital de Douai, il avait été nommé juge de paix à Lille en 90, lorsque le département du Nord l'envoya en 91 à la Législative. C'est, sinon un orateur, du moins un discoureur fougueux et un interrupteur des plus opiniâtres. Impatient de la contradiction, il demandait que les journalistes fussent expulsés des séances. Réélu à la Convention on le voit siéger dans les rangs élevés de la Montagne. Dès le 20 juin, il attaque violemment le pouvoir exécutif, appuie les pétitions contre la déchéance, et s'écrie quinze jours avant le 10 août « que le roi ou la nation doit périr. » Dans le cours du procès, il dénonce les membres qui demandent l'appel au peuple, monte au fauteuil du président qu'il apostrophe violemment, réclamant l'appel nominal, et aussitôt après le jugement sans sursis. L'Assemblée décrète, sur sa proposition, que les émigrés et les prêtres déportés qui seraient surpris sur le territoire de la république subiraient la peine capitale. Duhem avait dès le mois de décembre 92 demandé le renvoi de Roland ; dans le procès des Girondins, il ajoute aux charges qui pèsent sur eux. Entré au comité de sûreté générale (janvier 93) et envoyé à l'armée du Nord, il dénonce plusieurs généraux et se fait accuser d'abus de pouvoir ; mais c'est un reproche qu'à cette époque bien d'autres de ses collègues encouraient avec lui. Bien qu'attaché au parti de Danton, Duhem ne partage pas sa fin tragique ; mais il encourt la disgrâce des Jacobins, qui l'excluent de leur société sur le rapport de Robespierre, avec lequel il s'était brouillé pour avoir destitué un de ses protégés, général à l'armée du Nord. On l'avait d'ailleurs dénoncé, nonobstant sa réputation d'intégrité, comme ayant sollicité auprès du ministre de la guerre en faveur d'aristocrates (?).

On ne s'étonnera donc pas qu'au 9 thermidor, il ne prenne pas parti pour le dictateur. Cependant, resté le fougueux Montagnard d'autrefois, il combat violemment la réaction, et prend part aux entreprises des Jacobins pour ressaisir le pouvoir. Accusé d'avoir correspondu avec les révolutionnaires du Midi, et d'avoir prêté serment d'assassiner les chefs thermidoriens, il est décrété d'arrestation au 12 germinal et incarcéré pendant quelques jours à l'Abbaye. Ce n'était que le prélude de l'insurrection plus grave du 1er prairial, à la suite de laquelle Duhem est enfermé de nouveau aux châteaux de Ham et de Sedan. Il s'en échappe de nuit, ayant été menacé de la vengeance des Sédanais qui avaient eu à souffrir de ses rigueurs pendant la Terreur. Amnistié au 4 brumaire an IV, il reprend l'exercice de sa profession, et meurt méde-

cin en chef de l'hôpital militaire de Ma-
yence.

Moins en vue que le précédent, *Elie* Lacoste,
né en 1741 à Montagnac où il exerçait la médecine, doit à ses opinions avancées d'être
nommé en 90 administrateur de la Dordogne,
en 91 à la Législative où il passe inaperçu,
puis à la Convention où il siège dans les rangs
de la Montagne, et vote la mort du roi sans
appel ni sursis. En mission auprès de l'armée
du Rhin et de la Moselle, il s'y montre, avec
plus de modération, l'émule de Baudot en courage.

On le nomme à son retour membre du
comité de sûreté générale. Il est rapporteur
dans l'affaire de Batz, dite *conspiration de
l'étranger*, « cette fiction meurtrière, comme
l'appelle Michelet, produit de la Terreur ago-
nisante. » Au 9 thermidor, Lacoste se prononce
contre Robespierre, Couthon et St-Just dont
il demande la mise en accusation, et fait décréter la suppression du tribunal révolutionnaire qui leur était dévoué ; il se sépare toutefois de la réaction thermidorienne et défend
les membres de l'ancien comité de salut
public. Dénoncé comme ayant pris part aux
événements de prairial, il est mis en prison,
d'où il sort grâce à l'amnistie générale pour

reprendre sa profession, sans se mêler davantage aux affaires publiques.

Beauvais de Préaux (*Charles-Nicolas*) a plus occupé de lui ses contemporains. Né à Orléans en 1755, il pratiquait la médecine à Paris lorsqu'il y fut nommé juge de paix en 90, puis élu successivement à la Législative et à la Convention, où il prend place sur les bancs de la Montagne. Adjoint à la Commune au 10 août, il s'élevait avec toute la violence de son caractère contre le roi, à l'occasion des secours demandés pour les victimes de cette journée. Fait prisonnier par les Anglais à Toulon où on l'avait envoyé en mission, il y passe cinq mois dans un cachot. Les Français le délivrent et on le nomme commissaire à l'armée d'Italie. Mais sa captivité avait tellement altéré sa santé qu'il revenait mourir l'année suivante à Montpellier. Son corps y est brûlé solennellement et ses cendres sont transportées en grande pompe à Paris. La Convention place son buste dans la salle de ses séances, et décerne une récompense à ses enfants (1). Beauvais qui a dû sa principale

(1) Son fils qui devint adjudant-général à l'armée d'Italie, est le principal auteur de la volumineuse compilation intitulée *Victoires et conquêtes.*

notoriété aux circonstances malheureuses dont il fut victime, n'avait guère de titres à une pareille apothéose ; mais on sait quelle importance on attachait alors à ces démonstrations, et le faste théâtral qu'on y déployait (1). Notre confrère a toutefois sa place comme lettré et érudit dans les biographies médicales auxquelles je renvoie le lecteur.

Je pourrais citer encore deux conventionnels qui suivirent la même voie politique, quoiqu'avec moins de notoriété : *François* Bousquet et Laurent (*de Strasbourg*). — Le premier, médecin et maire à Mirande, était envoyé par l'Hérault à la Législative, et par le Gers à la Convention où il vote la mort

(1) A rapprocher de ces faits les apothéoses de Basseville, de Lepelletier, de Marat, etc. Taillefer obéissait aux mêmes tendances mais en leur imprimant un caractère plus original quand il faisait représenter à Cahors sur la plate-forme de la guillotine *la Royauté parodiée*, avec le roi, la reine, etc., dans leur costume historique. « Donnons souvent ces spectacles au peuple, disait Sergent : que *notre morale* soit toute en exemples. » On sait que ce professeur de morale fut l'un des instigateurs des massacres de septembre, et, avec Marat, l'un des auteurs de la circulaire envoyée dans 83 départements pour les inviter à suivre l'exemple de la capitale.

sans sursis. En mission à l'armée, il s'y fait remarquer par l'exaltation de ses opinions. N'ayant pas été désigné par le sort pour entrer dans les conseils, il se retire dans ses foyers, et il est appelé, à quelque distance de là aux fonctions d'inspecteur d'eaux dans les Pyrénées. — Quant à LAURENT, montrant une plus grande fermeté de principes, il mérite d'être exclu du Corps législatif pour s'être déclaré contre le coup d'État du 18 brumaire, et reprend simplement l'exercice de son art à Strasbourg.

Bien que la sinistre célébrité acquise par *Jean-Paul* MARAT comme journaliste ait fait oublier le médecin, sans que les productions tombées de sa plume aient pu, à son immense dépit, réaliser l'ambition qu'il avait conçue d'accomplir une révolution dans la science, son nom qu'on voudrait effacer de nos annales n'en a pas moins sa place marquée ici. On sait que né en 1764 dans le canton de Neufchâtel et reçu à la faculté de Montpellier, il était venu pratiquer à Paris, où quittant les allures d'empirique par lesquelles il avait débuté, il tentait de se créer une réputation scientifique par ses écrits, n'ayant pour toute position officielle que le titre de médecin des gardes du corps de Monsieur (1). Lorsque la Révolution éclata, il quitte sa profession pour se jeter dans la fournaise, et il commence en 89 la publication de ce venimeux journal, suant, dit Lamartine, le sang à chaque ligne, où il attaquait, on sait en quels termes, les renommées les plus pures, et cette société liguée contre lui pour étouffer ses découvertes (2). Je ne m'arrèterai pas sur les agissements trop connus « de ce monomane pour lequel la mort ou, pour mieux dire, l'extermination en masse est la réponse à tout » (Quinet), et qui ne croit pas sa tâche accomplie s'il n'a noyé le passé dans le sang (3).

(1) Mais non point *des écuries*, comme on l'a souvent répété ; erreur provenant de ce que son logement était situé dans les dépendances des écuries du comte d'Artois. (Ed. Biré, *Journal d'un bourgeois de Paris.*)

(2) On n'ignore pas avec quel dédain il y traite les plus grands noms, depuis Newton jusqu'à Lavoisier. Il écrivait dans l'*Ami du peuple* : « Je crois avoir épuisé toutes les combinaisons de l'esprit humain sur la morale, la philosophie, la politique. » Voilà pour la modestie. En 1790, il avait publié un plan de constitution où il démontrait la nécessité d'une monarchie pour la France, disant de Louis XVI, en 91, dans l'*Ami du peuple* : « c'est après tout le roi qu'il nous faut. » Voilà pour la constance dans les opinions.

(3) Michelet, qui, pas plus que Quinet, ne le regarde comme sain d'esprit, relate, à ce propos, un fait cu-

Il faut un étrange courage pour chercher sous cette fange des germes de talent et des vertus civiques. Et comment méconnaître le tort que font à la démocratie telles apothéoses qui obligent à se demander avec André Chénier « de quel côté sont les ennemis de la Révolution » (1).

N'ayant rien d'intéressant à dire des autres conventionnels-médecins, je me bornerai à rappeler leurs noms, la plupart oubliés (2).

Ex-constituants : Allard — *Pélissier*.

De la législative : Faye-Lachèze — Germiniac — *Lacoste* — Roubaud (Grasse).

Membres nouveaux : Ayral (Haute-Garonne) — Bernard, suppl. de Barbaroux (Bouches-du-Rhône) — Boiron (Rhône-et-Loire) — Boudot (Saône-et-Loire) — *Cledel* (Lot) —

rieux rapporté par Bourdin, le médecin du célèbre démagogue : « Il lisait son journal, et quand il le trouvait plus sanguinaire qu'à l'ordinaire et voyant en rouge, il allait saigner l'auteur. » C'est que sur le *délire de la persécution* dont M. Heywood le démontre atteint (*la Rév.*, 84) s'était greffée une monomanie homicide.

(1) Au jugement de Proudhon, la Révolution a eu plus à se plaindre encore de tels de ses apologistes que de ses détracteurs. (*Lettre à Michelet*, 1851.)

(2) Sont en italiques ceux qui ont voté la mort du roi sans sursis.

Lobinhès (Aveyron) — *Loyseau* (Eure-et-Loire) — *Meyer* (Alsace) — Plaichard-Chottières (Mayenne) — *Siblot* (Haute-Saône.)

Ces hommes, qu'ils soient de la Plaine ou de la Montagne, finissent la plupart après le 31 mai par voter avec celle-ci ; et l'on peut regretter de compter un certain nombre d'entre eux parmi les Jacobins qui se signalent le plus dans la répression à outrance des partis contraires.

Mais laissant là de tristes souvenirs, ce doit nous être un soulagement de passer des représentants d'une politique impitoyable à ceux de nos confrères qui donnèrent alors, au péril de leur vie, des exemples du plus courageux dévouement à leurs devoirs professionnels, et à la cause de l'humanité (1).

(1) Si je n'ai mentionné parmi les notabilités médicales dont j'avais à parler précédemment ni CARRET, ni THOURET, c'est qu'ils n'entrèrent pas dans les grandes assemblées de la Révolution. *Michel* CARRET, chirurgien distingué à Lyon où il présidait la société des amis de la Constitution, avait subi une détention en 93. Entré en 98 aux Cinq-Cents puis au tribunat, il se rallie à l'empire et prononce en sa qualité de président de la cour des Comptes un discours empreint d'une excessive adulation. C'était la note du temps, et cela ne tirait pas à conséquence. Plus digne toutefois se montre THOURET (*Michel-Augustin*), frère du célèbre constituant. Elu tribun en 1802, mais conservant son

III

Les Médecins en dehors des fonctions politiques.

Dans les armées.

Ce n'est pas seulement au point de vue politique que je me suis proposé d'étudier les médecins contemporains de la Révolution : je tenais aussi à signaler ceux de nos devanciers qui, pour n'avoir pas ambitionné l'hon-

indépendance dans ces fonctions, les seules qui restassent à la défense des libertés publiques, il s'abstient de voter l'empire. Entré néanmoins au Corps législatif à la suppression du tribunat, il y siège jusqu'à sa mort. Ce savant que recommandaient de beaux travaux en hygiène publique était en 1803 rapporteur du projet de loi relatif à l'enseignement et à l'exercice de la médecine, et nommé directeur de l'école de santé de Paris à sa création en l'an III (95).

Quant à Chaumette (P.) dont la signature figure sur la pétition du Champ-de-Mars avec la qualification d'étudiant en médecine, et à Coffinhal, dont le rôle comme vice-président du tribunal révolutionnaire est trop connu, ils ne firent que traverser la médecine.

neur de représenter officiellement le pays, n'en ont pas moins laissé des souvenirs dignes d'être conservés par leurs successeurs, montrant ainsi que « tout homme de cœur devient, suivant l'expression de Mirabeau, un homme public les jours de fléaux. » Il serait injuste, en effet, de ne pas rappeler qu'à côté des acteurs du drame qui se jouait alors, d'autres se tenant à l'écart des partis militants n'en firent pas moins preuve de patriotisme, et de la vertu qui honore le plus notre profession, l'humanité ; vertu facile dans les temps réguliers, mais dont l'exercice impliquait, à cette époque troublée, un courage plus rare, et que l'on voit parfois s'élever jusqu'à l'héroïsme.

Citons-en tout d'abord un exemple dans la personne d'un homme dont s'honore l'histoire de la médecine militaire, et rappelons les lugubres circonstances dans lesquelles se trouva placé ce courageux citoyen.

François Coste, qui dans les postes importants qu'on lui avait confiés comme médecin en chef d'armée, avait déployé naguère des talents de premier ordre, remplissait les périlleuses fonctions de maire auxquelles l'avaient appelé la confiance du roi et le vœu de ses concitoyens, lorsque 53 détenus tirés

des prisons d'Orléans et dirigés sur Paris
pour y passer devant le tribunal révolutionnaire, traversaient Versailles le 9 septembre
92 dans des chariots couverts. Une bande
composée de Marseillais et de volontaires
Parisiens, armée de piques, de sabres, de
haches, et commandée par Fournier et
Lazowsky qui avaient reçu de la Commune
l'ordre de ramener les prisonniers morts ou
vifs, se porte à la rencontre du convoi en pro-
férant d'effrayantes menaces. Coste accouru
au premier signal du danger se précipite au-
devant de ces furieux, les harangue, leur
adresse des reproches inspirés par la plus
profonde indignation, et voyant l'impossibilité de les calmer, monte sur la première
voiture, s'efforçant de protéger, au péril de
sa vie, les malheureux qui se serrent autour
de lui et qu'on veut lui arracher. « On n'ou-
bliera jamais, dit Broussais, le jour où cet
intrépide magistrat placé seul entre une
troupe armée et une population également
soulevées, cherche à contenir l'une et l'autre
par son invincible fermeté, faisant revivre
dans des temps plus difficiles le grand caractère du président Molé. » Vains efforts,
héroïsme inutile : on le saisit, on l'emporte
évanoui, et le massacre s'accomplit sous les

yeux des troupes chargées d'escorter les prisonniers (1). Dès lors Coste abandonnait un poste dans lequel il s'était vu aussi impuissant à réfréner le crime qu'à accomplir le bien. Enlevé pendant la Terreur à ses fonctions militaires, il était nommé en 96 médecin en chef des Invalides, qu'il quittait momentanément en 1803 pour suivre la grande armée, mais où il revenait terminer en 1819 sa noble carrière. — A quelque distance des événements de Versailles, Loys, médecin et maire à Aix, s'exposait à un danger du même genre en marchant intrépidement contre l'émeute, un sabre d'une main, la loi martiale de l'autre.

Ce n'est pas toujours sous cette forme héroïque qu'apparaît le courage dont font preuve nos confrères : il éclate souvent en traits plus obscurs mais non moins méritants

(1) Michelet, qui parle des « efforts incroyables » faits par le maire de Versailles pour sauver les prisonniers et du péril où il se mit, ne le nomme même pas. Lamartine le désigne, dans les « Girondins, » sous le nom de *Lachaud* ; Buchez, dans les pièces officielles qu'il publie sur ces événements, t. 18, sous celui d'*Hippolyte Richaud* (?) Il y a là une confusion de faits ou de noms qui ne doit pas tourner au préjudice de Coste, dont le rôle héroïque en cette conjoncture est hors de contestation.

d'humanité et de dévouement pour les proscrits. En ces temps de suspicion où la pitié
est factieuse, *Philippe* PINEL, un des hommes
qui ont le plus honoré notre profession, parvient à arracher à la mort, en les cachant
parmi les malades de son hôpital, plusieurs
infortunés prêts à comparaître devant le tribunal révolutionnaire. Il eût sauvé Condorcet qu'il avait d'abord caché à Bicêtre sous
un habit de malade, puis, à Paris, chez une
femme dévouée, si le philosophe ne se fût
échappé, pour ne compromettre personne, de
l'asile qui l'abritait généreusement. On sait
que de tels dévouements conduisaient infailliblement à la place de la Révolution. Telle
était cependant la popularité de l'homme qui
avait fait tomber les chaînes des aliénés, que
dénoncé et arrêté à cette époque, il dut, sous
la pression de l'opinion, être mis bientôt en
liberté, et fut même plus tard nommé officier
municipal.

Deux personnalités non moins illustres,
Jean HALLÉ et *Pierre* CABANIS suivent le
noble exemple donné par Pinel. HALLÉ fait
plus encore : il porte aux victimes de la Terreur des secours et des encouragements
jusque dans leurs prisons. Après la condamnation de Lavoisier, il tente un suprême effort

pour le sauver, rédige à la hâte et distribue aux membres de la Convention un rapport, disons mieux, un éloquent plaidoyer, où il expose tous les services rendus au pays par le fondateur de la chimie, l'un de ceux qui avaient fourni les moyens de le défendre, et dans lequel on allait frapper, dit M. Rambaud, l'esprit même du siècle, l'esprit scientifique. Inutile témérité ! cette assemblée qui comptait cependant bien des savants n'ose pas même appuyer cette demande de sursis ; et ces démarches, comme celles qu'il tente en faveur de Malesherbes, n'ont pour effet que de compromettre notre courageux confrère. Si l'on peut s'étonner d'une chose, c'est qu'après tant de titres à la haine des sectaires, Hallé, protégé sans doute par celui de *médecin des pauvres*, le seul qu'il eût gardé, ait pu traverser cette période sanglante sans en être directement atteint, lorsque montrer l'ombre même d'une sympathie pour les victimes passait pour un crime (1).

Bien qu'ayant embrassé avec chaleur les principes de la Révolution, CABANIS n'y avait

______

(1) C'est ainsi qu'il faillit en coûter cher à un trop célèbre confrère, *Mesmer*, pour s'être découvert avec respect devant Bailly marchant au supplice au milieu d'une horde furieuse.

BIBLIOTHÈQUE

pas pris de part active. Ses relations avec
Mirabeau, soigné par lui avec un dévouement
passionné dans sa dernière maladie, lui valaient une sorte de popularité et l'avaient
mis à l'abri des soupçons. Cependant il avait,
comme Pinel et Hallé, trouvé le moyen de
sauver, pendant la Terreur, plus d'un proscrit
réfugié dans son hôpital sous la livrée de la
misère. Condorcet, dont il ne put que recueillir les derniers vœux, avec ses écrits posthu-
mes, lui dut le poison (l'extrait de datura-
stramonium) à l'aide duquel il termina ses
jours, et que son ami avait préparé en faveur
des malheureux qu'attendait l'échafaud. —
Rappelé après le 9 thermidor au tribunal
révolutionnaire reconstitué, Cabanis y restait
peu de temps, et se retirait à la campagne,
sentant après d'aussi terribles émotions le
besoin de vivre au dedans de lui-même dans
la retraite et le silence. Mais une carrière
nouvelle allait s'ouvrir devant lui. Appelé
en 96 (an VI) aux Cinq Cents, il y présente
un rapport sur l'organisation des écoles de
médecine, où il est chargé de professer la
clinique, en même temps qu'il enseignait
l'hygiène dans les écoles centrales. — Au 18
brumaire, témoin attristé de l'impuissance
du Directoire à dominer les partis, et lassé de

tant d'avortements, il se rallie à la proposition Chazal concluant à remplacer le Directoire par le Consulat, et prononce un long discours à l'appui. On lui confie la tâche de rédiger une proclamation au peuple Français et, de concert avec quelques collègues, la constitution de l'an VIII, destinée à remplacer celle de l'an III. « Il croyait, dit Mignet, donner un appui à la liberté, et non un maître à la France. » Enfin, entré au Sénat avec bien des hommes étonnés de se trouver réunis autour du trône nouveau, il y termine sa carrière officielle, désabusé à bien des égards, sur le compte de l'homme extraordinaire à l'élévation duquel il avait concouru et demandant à la philosophie et aux lettres de le dédommager des mécomptes de la politique.

— Comme écrivain, Cabanis laissait des ouvrages trop connus pour qu'il soit nécessaire d'en faire mention ici. Les *principes sur les secours publics*, qu'il publiait en 92, comme membre de la commission des hospices, ses *observations sur les hôpitaux* (1789) appelaient d'importantes améliorations réalisées pour la plupart depuis cette époque.

Je me reprocherais de ne pas nommer, après Pinel son maître, le savant aliéniste qui devait acquérir une si belle réputation dans l'histoire des maladies mentales, et qui, lui aussi, donnait l'exemple d'un courage civique trop rare, à cette époque d'épouvantement. *Dominique* Esquirol n'était encore qu'élève à l'hôpital militaire de Narbonne lorsqu'ému de pitié pour des prévenus défendus d'une manière aussi insuffisante que ridicule par un avocat qui s'était avisé de plaider en mauvais vers, il brave les soupçons dont il devait être l'objet, s'institue de son propre mouvement leur défenseur officieux, et parvient entre autres à sauver, à la suite d'un plaidoyer chaleureux, un officier accusé d'avoir abandonné les drapeaux de la République.

A l'immortel honneur de la science on voit alors dans toutes les branches de nos connaissances les plus beaux talents unis aux plus nobles caractères ; j'ai d'autant plus de motifs pour en parler ici que la plupart firent leur début dans la carrière médicale.

Nicolas Vauquelin reçu d'abord médecin, mais qui devait tirer son illustration de la chimie, sauve au 10 août, touché de cette pitié qui ne raisonne pas avec le danger, un Suisse réfugié chez lui, en lui faisant prendre les vêtements d'un de ses garçons de laboratoire. —*Louis* Cadet de Gassicourt — un nom célèbre dans les annales d'une profession qui touche de si près à l'art de guérir, — faisait aussi preuve, la veille du 2 septembre, d'une courageuse sollicitude en faveur d'un de ses parents incarcérés. Condamné lui-même à mort pour sa participation à l'insurrection royaliste du 13 vendémiaire, il ne devait à son tour, la vie qu'au dévouement d'un médecin qui lui donnait asile et favorisait son évasion en Suisse. Rentré en France Cadet reprenait ses travaux littéraires et scientifiques, et publiait, entre autres, un *Essai sur la vie privée de Mirabeau.*

Comment taire ici le nom glorieux d'un savant mêlé si honorablement à notre histoire pendant la tourmente révolutionnaire ? Grâce aux insignes d'inspecteur des prisons dont il s'était revêtu et en gagnant à prix d'or un employé de la prison, *Etienne* GEOFFROY SAINT-HILAIRE parvient à faire échapper peu de jours avant les massacres, Haüy son maître, et douze prêtres enfermés avec lui à St-Firmin (1). Mais

(1) Les détails de ce sauvetage sont émouvants. N'ayant pu, à sa première tentative, décider quelques-uns d'entre eux à abandonner leurs compagnons d'infortune, Geoffroy avait, la nuit venue, attendu huit heures sur une échelle appuyée au mur de cette prison qu'ils s'échapassent, et emporté dans ses bras l'un d'eux qui s'était blessé en tombant. Retourné la nuit suivante à son poste de dévouement, il y recevait un coup de feu dans ses vêtements.

tant d'héroïsme n'était pas à la portée de tous.
Il n'aurait pas fallu, par exemple, en demander autant au collègue de Geoffroy, à ce bon
Daubenton annonçant dans son cours, au
collège de France, qu'il cessera dorénavant
de donner au lion le titre de *Roi des ani-
maux;* et qui, à l'âge de 80 ans, sollicitant
de sa section un certificat de civisme, y prenait la qualification de *berger* (1).

Je n'ai parlé jusqu'ici que d'hommes en
vue (2). S'il m'était donné de fouiller dans la

(1) Voici cette pièce reproduite par Cuvier (*Éloges*),
avec son style et son orthographe :

« *Section des sans-culottes*, extr. des délibérations, etc. Appert que d'après le rapport faite de la
Société fraternelle des sans-culottes sur le bon civisme et faits d'humanité qu'a toujours témoignés le
Cⁿ D...., l'assemblée arrête unanimement qu'il lui sera
accordé un certificat de civisme, et le président suivie
de plusieurs membres de la dite assemblée, lui donna
lâcolade avec toutes les acclamation dues à un vraie
modèle d'humanité, ce qui a été témoigné par plusieurs reprise. Signé : R. G. Dardel, président, Do-
mont, secrétaire. » — Ce n'était pas là, au reste, une
simple formalité. Qui s'était vu refuser un certificat
de civisme (ce qui n'était pas rose), devenait un *suspect;* il ne pouvait toucher ses appointements ou ses
rentes, et parfois était mené, séance tenante, en prison. (V. *Morellet, œuvres.*)

(2) Ici encore je me serais plu à nommer, s'il n'était
resté complètement étranger aux études médicales,
l'ami dévoué de Mᵐᵉ Roland, le botaniste Bosc, lequel

vie privée d'une foule d'autres confrères dont la carrière s'est consumée dans l'accomplissement obscur du devoir, combien de belles actions n'aurais-je pas à raconter ici, laissées dans l'ombre en raison même du danger qu'il y aurait eu à les divulguer ! Tel le dévouement du médecin hanovrien BOLMANN, qui, témoin de l'angoisse où vit Mme de Staël au sujet d'un ami de cœur (de Narbonne), qu'on ne peut sauver qu'en lui faisant quitter Paris à l'aide d'un faux passeport, s'expose généreusement à le lui procurer. « Rien, dit à ce sujet l'illustre femme, n'était plus hardi que cette action, car si un étranger, quel qu'il fût, avait été pris favorisant sous un nom supposé la fuite d'un proscrit, il eût été condamné à mort. » *(Considér. sur la Rév.).*

Veut-on un exemple de stoïcisme dans l'accomplissement du devoir professionnel ? Qu'on évoque le souvenir de *Guillaume* LEMONNIER. Arrivé en 88 par voie hiérarchique au poste jadis si recherché, et qui allait devenir si compromettant de premier médecin du roi, il est le 10 août aux Tuileries dans la

bien que traqué lui-même par les proscripteurs, faisait évader des prévenus, et les abritait dans la forêt de Montmorency, où il avait trouvé un misérable refuge.

pièce consacrée au service de santé, exposé à tomber victime des vengeances populaires. On a raconté cette scène. Impassible comme le sage d'Horace à son poste d'honneur et de danger, là où le prince pouvait avoir besoin de lui, l'archiâtre voit entrer un des assaillants qui, frappé d'étonnement à la vue de ce mâle sang-froid, l'entraîne à travers les cadavres et les meurtriers, en s'écriant : Laissez passer le citoyen, c'est le médecin du roi, mais il n'a pas peur, c'est un bon b... — Il faut dire que l'extrême désintéressement de notre confrère lui avait concilié la faveur publique.— Ce n'est qu'au Temple, en novembre 92, que Lemonnier revoyait son royal client qu'il avait obtenu, après bien des démarches, la faveur peu disputée de soigner d'une forte bronchite. Suspect à la Commune, traité, dit un de ses biographes, de vil courtisan parce qu'il s'incline avec respect devant cette majesté tombée, il est fouillé avant chaque visite, reçoit l'ordre de ne parler qu'à haute voix, et de faire contresigner ses ordonnances par l'un des commissaires préposés à la garde du prisonnier. — Echappé néanmoins à la Terreur, il va se fixer à Montreuil, où se souvenant de ses premiers travaux en histoire naturelle, l'ancien professeur de botanique au jardin du roi, cet ami de Jean-Jacques qu'il avait souvent accompagné dans ses herborisations, vit en sage jusqu'à l'âge de 80 ans, d'un petit commerce d'herboristerie alimenté par les plantes qu'il récoltait lui-même, tout en donnant des consultations gratuites. — Lemonnier avait enrichi l'encyclopédie et les recueils du temps de divers articles, notamment d'un mémoire où il démontrait conjointement avec Dalibard, et en même temps que Franklin, l'identité de la foudre et du fluide électrique (1752). L'Institut le nommait, à sa création, l'un de ses associés.

On lit dans un des *Tableaux de la Révolution,* par Chamfort, un trait non moins honorable pour la mémoire de *R.-B.* Sabatier, et qu'inspirait un même amour du devoir. Il apprend que l'hôtel des Invalides, dont il était chirurgien en chef, va être envahi par des bandes qui vont y chercher des armes. Il y court ; on veut le retenir en lui représentant les dangers auxquels l'expose une foule aussi exaltée : « C'est mon poste, dit-il ; depuis trente ans je n'y ai fait que mon devoir, voilà la première occasion où je puis y être d'une grande utilité, je n'ai pas de temps à perdre. » Et malgré son âge, notre vaillant confrère se met à fendre les rangs des assaillants qui

déjà avaient forcé les grilles, avec autant
d'ardeur que d'autres en apportaient à se dérober. N'ayant pu y parvenir, il pénètre par
une petite porte donnant sur le boulevard, et
s'efforce, une fois dans la place, d'arrêter les
violences et la dévastation (1).

Dans une situation et au milieu de circonstances bien différentes, *Laurent* BAYLE montrait à Digne une non moins remarquable
fermeté. Membre du conseil général (quoiqu'à
peine âgé de 19 ans), et choisi à ce titre pour
haranguer Barras et Fréron chargés par la
Convention d'exécuter ses plus rigoureux
décrets, le jeune conseiller terminait ainsi
son discours : « Représentants du peuple, la
Convention vous a, sans doute, donné pour
mission de mettre un terme aux crimes qui
dévastent cette malheureuse contrée, et d'y
rétablir l'ordre et la justice. Les éloges et les
remerciements devant être le prix des services
rendus, le département attend, pour vous en
décerner, que vous ayez fait ce dont on doit
vous croire chargés. » Le même soir, le courageux jeune homme se rendait à la société
populaire, et retraçant en présence des deux

(1) Sabatier avait été appelé aux armées au début
de la guerre, mais son grand âge le forçait bientôt à
venir reprendre son poste aux Invalides.

proconsuls le tableau des malheurs sous lesquels gémissait le pays, il faisait prendre un arrêté pour s'opposer aux menaces des proscripteurs. Sa famille, avertie que l'on viendrait la nuit suivante s'emparer de sa personne, le fait partir pour Montpellier. Là, sacrifiant ses goûts littéraires à une carrière jugée plus propre à le sauver des périls de la politique, il se livre à l'étude de la médecine. Trois ans plus tard, il était placé en qualité d'officier de santé sous les ordres de Desgenettes, qui, l'ayant bientôt distingué, lui facilitait son arrivée à Paris, où il ne tardait pas à se révéler comme un observateur de premier ordre, par des travaux qu'interrompait malheureusement, en 1816, une mort prématurée.

Bien des médecins se voient pendant la Terreur privés pour un temps plus ou moins long de leur liberté ou menacés dans leur sécurité, soit par les méfiances qu'ils inspirent, soit en raison des fonctions qu'ils remplissent et de l'indépendance qu'ils y apportent. Ce sont là des faits trop communs pour que je puisse en tenter l'énumération ; la plupart sont, d'ailleurs, restés inconnus, surtout en province, dont l'histoire à cette époque est, sous tant de rapports, encore à faire ; je me bornerai à en citer quelques exemples parmi les plus dignes d'intérèt.

Un des plus célèbres représentants de la chirurgie française à la fin du XVIIIe siècle, *Pierre* DESAULT, avait été appelé en 92 au comité de santé des armées ; mais ayant osé murmurer contre la désorganisation médicale du temps, il est en butte dans les sociétés populaires à d'incessantes dénonciations dont Chaumette se fait l'organe à la Convention, en l'accusant notamment, contre toute vérité, d'avoir refusé ses soins aux citoyens blessés le 10 août à l'attaque des Tuileries. Arrêté le 28 mai 93 dans l'amphithéâtre de l'Hôtel-Dieu, au moment de sa leçon, il est conduit sur un mandat d'amener du comité révolutionnaire, à la prison du Luxembourg. Cependant les pressantes démarches de Fourcroy, appuyées d'une réclamation signée par les élèves et même par des journaux patriotes, l'en font sortir au bout de quelques jours. Devenu plus circonspect, le grand praticien sent la nécessité de témoigner de son civisme : et ce n'est même pas sans qu'il en coûte quelque chose à la dignité de son caractère, si ce n'est à sa conscience. Deschamps, désigné en sa qualité de chirurgien en chef à la Charité pour embaumer le corps de Marat, avait adressé au conseil général de la Commune un mémoire montant à 6,000 livres. Cette somme ayant paru exorbitante, Desault est chargé de présenter à ce sujet un rapport dans lequel il déclare que « la somme demandée ne serait pas excessive s'il était nécessaire de satisfaire l'orgueil d'un riche héritier : mais qu'un républicain devait se trouver déjà dédommagé de ses peines par l'honneur d'avoir contribué à conserver à la patrie les restes d'un grand homme. » Vivement impressionné, paraît-il, par les troubles du 1er prairial, l'illustre chirurgien est atteint d'une affection cérébrale qui l'emporte au quatrième jour, à l'époque où il donnait ses soins au Dauphin. Le bruit courut même qu'il avait été empoisonné pour avoir refusé de se prêter en cette circonstance aux vues criminelles des comités dirigeants ; son autopsie prouva le mal-fondé de ces absurdes rumeurs (1).

Un contemporain de Desault, bien oublié de nos jours quoiqu'ayant occupé d'importantes fonctions, *Pierre* Poissonnier, devait moins sa réputation à ses écrits ou à ses recherches scientifiques qu'à ses talents d'admi-

____

(1) On les trouvait corroborées par la mort non moins prompte de Chopart, appelé, après Desault, à soigner le jeune prince.

nistrateur. Il était inspecteur-général des
hôpitaux militaires, associé de l'Académie
des sciences, et avait professé la chimie au
collège de France. On lui devait l'invention
d'un appareil destiné à dessaler l'eau de mer.
Homme du monde accompli, de l'esprit le
plus fin et le plus cultivé, il avait habi-
lement rempli une mission secrète auprès
de l'impératrice Élisabeth de Russie. C'est à
lui que Marie-Antoinette disait un jour, à
propos d'une allocution qu'il venait d'adresser au roi pour la naissance de son fils :
« C'est dans votre discours, Monsieur, que
l'on apprendra à lire au Dauphin. » Suspect
par ses anciennes relations d'être peu favorable aux idées nouvelles, bien qu'il eût déclaré dans une lettre rendue publique « qu'il
ne voulait porter la livrée d'aucun parti », cet
honorable confrère était arrêté au moment où
il distribuait des tablettes de bouillon à des
indigents, et enfermé à Saint-Lazare avec sa
femme et son fils, en compagnie de Thillaye,
fils du professeur de ce nom, et depuis professeur lui-même à la Faculté. Poissonnier
dût, paraît-il, à la popularité que lui avaient
value ses qualités de cœur et sa grande réputation de bienfaisance de voir ajourner sa
comparution devant le tribunal révolution-

naire (1) ; il ne fut néanmoins rendu à la liberté qu'après le 9 thermidor.

Une autre notabilité médicale du temps, J.-J. LEROUX, dit le *Chevalier des Tillets,* y remplit un rôle politique plus important. Membre de la municipalité de Paris, il avait en juillet 91 proclamé la loi martiale au Champ-de-Mars, le drapeau rouge à la main, et parlementé avec les émeutiers qui avaient consenti sur sa demande, mais trop tard, à envoyer une députation à l'Hôtel de Ville. Au 10 août, Leroux est, en la même qualité, auprès du royal vaincu et de sa famille qu'il s'efforce de protéger au péril de sa vie, et qu'il accompagne jusqu'à l'Assemblée. Il n'en fallait pas davantage pour le compromettre. Accusé d'avoir excité les Suisses à se défendre contre les assaillants, il est, à trois reprises, décrété d'arrestation, et condamné à mort par contumace le 23 septembre 93. Etant parvenu à s'évader, il trouve un asile chez un ami, à la campagne. Il a raconté qu'en prévision du

---

(1) C'était là des titres dont il n'était pas toujours prudent de se prévaloir pendant la Terreur. Témoin ce pauvre *Quatremère* (Marc-Etienne), connu à Paris pour l'abondance de ses aumônes, et qui fut exécuté en 94. On l'avait dénoncé pour avoir cherché à *humilier le peuple par ses bienfaits.* (Ed. BIRÉ, *loc. cit.*)

sort qui le menaçait, il portait du sublimé-
corrosif dans un bouton de sa redingote. —
Après la Terreur, appelé à présider la section
de l'*Unité*, Leroux est de nouveau poursuivi
et condamné pour avoir contribué à soulever,
le 13 vendémiaire, les sections contre la Convention. Cette fois encore, il réussit à se
dérober, et l'amnistie de l'an IV lui permet
bientôt de reparaître. Abandonnant dès lors
la politique, il devint, grâce à Fourcroy, professeur à l'école de santé, puis doyen de la
nouvelle Faculté, sans titres bien importants
à cette haute position.

N'ayant pas été mêlé aux événements de la
Révolution, *Félix* Vicq-d'Azyr n'aurait pas
de titres positifs à figurer ici, n'était le vif
intérêt qui s'attache à son nom et à une fin
prématurée à laquelle les circonstances politiques ne furent pas étrangères. Voici en
quels termes j'en parlais dans la *biographie
générale* : « Quand arrivent, après la chute
du trône, les proscriptions et la Terreur,
Vicq-d'Azyr, qui avait été nommé en 89 premier médecin de la reine et médecin-consul-
tant du roi, dut, à une époque où les regrets
passaient pour des complots, concevoir les
plus vives inquiétudes pour sa sécurité. Très
impressionnable, douloureusement éprouvé

par les crimes de la Terreur, et par la mort de sa femme survenue au bout de 18 mois de mariage ; d'une constitution délicate minée par des travaux multipliés, il se croyait, en outre, atteint d'une lésion organique du cœur. Pour qu'il sortît de cette réunion de conditions fâcheuses un résultat fatal, il ne fallait qu'une circonstance, elle se présenta malheureusement le jour où Robespierre faisait célébrer la fête de l'Être suprême (8 juin 94.) Vicq-d'Azyr, obligé d'y assister, y contracta le germe d'une pneumonie ataxique à laquelle il succomba rapidement, âgé seulement de 46 ans. » Dans son délire, il croyait voir Bailly et ses amis l'appeler sur l'échafaud. — Ce n'est pas ici le lieu de rappeler les productions bien connues d'ailleurs de l'un des hommes qui ont jeté le plus vif éclat sur la littérature médicale.

Beaucoup moins intéressant comme médecin, mais plus en vue au point de vue politique, *Nicolas* CHAMBON DE MONTAUX s'était acquis une telle notoriété à Paris par les fonctions importantes qu'il remplissait, qu'il était élu maire, en novembre 1792, à la place de Pétion, son ami, entré à la Convention. Cependant, il n'avait obtenu que 8,358 voix (c'est-à-dire le neuvième des

votants), et n'était pas très populaire (1).
Appelé à la barre de l'Assemblée pour avoir
présenté une adresse des 48 sections tendant
à obtenir le rappel du décret qui bannissait
tous les membres de la famille royale (y compris le duc d'Orléans), il obtient que l'exécution de ce décret serait ajournée après le
jugement du roi, et il est admis aux honneurs
de la séance. Mais resté suspect, ou tout au
moins mal vu, on le mettait en demeure de
se disculper du rôle qu'il avait joué au
Champ-de-Mars. — Chargé, en sa qualité de
maire, d'aller chercher Louis XVI au Temple
et de l'amener devant l'Assemblée pour y
subir son premier interrogatoire, il conser-
vait, disent les contemporains, les égards dûs
à une telle infortune ; et dix jours après la
mort de ce prince, deux mois seulement après
son entrée à la mairie, comprenant qu'il
n'était pas là à sa place, il donnait sa démission, laquelle n'entraîna d'ailleurs pour lui
aucun désagrément, quoique tout démission-
naire dût être condamné à la réclusion.
Modéré par caractère, Chambaud ne se sentait

(1) Il avait été ballotté plusieurs jours avec Lulier,
ex-cordonnier qui s'était fait *homme de loi,* comme
on disait alors, et que Robespierre avait fait nommer
accusateur public.

pas une énergie suffisante pour présider un conseil où les Hébert, les Chaumette, etc., dominaient encore ; fort heureux en tout cas d'être oublié comme inoffensif, lorsque tant d'autres parmi ses collègues ne s'en tiraient pas à aussi bon marché. On ne l'inquiète pas davantage sous la Restauration (1) ; et cet homme naguère inspecteur général des hôpitaux militaires, médecin en chef de la Salpêtrière, auteur de nombreux écrits , sans beaucoup de valeur il est vrai, tombait dans un tel oubli que plus d'un historien a même négligé de mentionner son court passage à la mairie.

Il en coûtait davantage à plusieurs de ses confrères d'avoir été mêlés de gré ou de force aux événements qui s'accomplissaient alors. Ainsi *Pierre* GILBERT qui s'était distingué à Brest par son zèle dans une épidémie de typhus, et avait été nommé président de la commission départementale d'Ile-et-Vilaine, ayant refusé de remplacer Lanjuinais à la Convention, et fait signer une

(1) Sa veuve fut admise à présenter à la. duchesse d'Angoulême des cheveux de la reine contenus dans un médaillon. C'était une ex-religieuse qui cultivait les lettres. Sept ans avant la mort de son mari elle publiait des *Réflexions morales et politiques sur les avantages de la monarchie.*

protestation contre le 31 mai, est décrété d'arrestation, et se livre lui-même pour ne pas compromettre sa famille. On lui rend la liberté au bout de 8 mois, mais à la condition qu'il entrera dans la médecine militaire, où il parcourt une carrière brillante, quoiqu'à certains égards discutée, comme médecin en chef d'armée et professeur au Val-de-Grâce. — Il avait publié en 1800 un *Examen raisonné de la constitution de l'an VIII*. Ses écrits ne lui ont pas survécu.

Jean GILIBERT, médecin en chef de l'Hôtel-Dieu de Lyon et botaniste distingué, passe par des situations plus difficiles. Il avait été élu en 92 maire de Lyon par le conseil de la commune où les modérés étaient encore en majorité. Mais les Jacobins devenus maîtres de la situation l'emprisonnent après lui avoir arraché sa démission. Il recouvre sa liberté lorsque Lyon s'insurge contre la Convention, et on le nomme président de la commission départementale pendant le siège. Contraint de fuir à la prise de cette ville, il erre pendant 18 mois, séparé des siens et manquant de tout, avant de pouvoir rentrer dans ses foyers. La Terreur passée, il revenait à Lyon où il reprenait son enseignement botanique. Auteur de *l'Anarchie médicinale*, ou la *méde-*

cine considérée comme nuisible à la Société, ouvrage en tout point médiocre.

Un autre médecin de province, *Dominique* LATOUR, pratiquait, à la même époque à Orléans, où son humanité qui ne savait pas, dit un de ses biographes, distinguer entre les partis, et ses égards pour les prévenus lui attirent des persécutions, puis un mandat d'amener auquel il ne parvient à se soustraire qu'en se réfugiant à Paris. Il y trouve un refuge chez des amis jusqu'à la mort de Robespierre. — Latour est auteur d'un *Traité des hémorrhagies* resté longtemps classique (1815).

Quoique les grands praticiens de la capitale aux services desquels on ne voulait pas renoncer (les Portal, les Pelletan, les Jeanroy, etc.), ne fussent pas, en général, inquiétés, il en est cependant qui subissent le contre-coup des événements politiques ; tels, parmi les plus connus, Beauchêne et Bourdois de la Mothe.

Pierre CHANVOT DE BEAUCHÊNE, après avoir suivi quelque temps la carrière des armes, s'était adonné avec succès à la médecine. Partageant les espérances que faisait naître la Révolution à son aurore, il avait été nommé membre de la Commune. Aussi Monsieur,

frère du roi, au service duquel il était attaché, craignant d'en être désapprouvé dans
ses projets d'émigration, n'avait pas osé
s'adresser à lui pour se faire délivrer un passeport. Mais Beauchêne, informé que le prince
est à Coblentz, n'hésite pas à aller lui porter
avec ses conseils l'assurance de son dévouement. Quoique de retour aussitôt qu'il eut
perdu l'espérance d'en être écouté, cette
échappée ne l'avait pas moins compromis, et
il se voyait obligé de quitter Paris pour se
réfugier dans une propriété qu'il possédait
près de Sens, au milieu des bois. Il n'avait
pas craint néanmoins d'y offrir l'hospitalité à
des prévenus ; il avait même osé s'opposer,
dans une séance de la Société populaire de
Sens, à l'envoi d'une adresse de félicitations
à la Convention, au sujet de la mort du roi.
Notre courageux confrère devait inévitable-
ment payer de sa liberté cette double imprudence. Cependant le malheur des temps
n'avait pu étouffer les sentiments de reconnaissance que lui avaient voués ceux qu'il
avait assistés, dans la classe indigente particulièrement, et leurs réclamations pressantes
le font sortir de prison. Rentré au bout de
trois mois à Paris, Beauchêne y retrouvait
dans la suite sa belle situation. Placé à la

tète du service médical au Gros-Caillou, il était nommé, en 1814, premier médecin consultant d'un roi lettré auquel il était fait pour plaire, car c'était un moraliste délicat, que ce Vauvenargues diplômé, auquel on devait, entre autres écrits, un *Recueil de maximes et de pensées diverses*, et un traité sur l'*Influence des affections de l'âme dans les maladies des femmes*.

Quant à *Joachim* BOURDOIS DE LA MOTHE, médecin de Monsieur et de Madame Victoire, tante du roi, il avait été emprisonné après leur départ, à la Force, d'où il ne serait sorti sans doute que pour passer devant le Tribunal révolutionnaire, si ses services n'eussent été jugés nécessaires à l'armée d'Italie, où on le voit bientôt remplir avec distinction les fonctions de médecin en chef de l'aile droite. Complètement ruiné à son retour, il reprenait l'exercice de sa profession et retrouvait la vogue dans le monde aristocratique auprès duquel il avait toujours été en faveur par ses manières affables et distinguées, plutôt que par des titres sérieux dans la science.

Un homme qui a droit de trouver place ici, quoique son nom ne survive guère aujourd'hui que dans la mémoire de quelques grammairiens, c'est *Alexandre* LEMARE. Naguère

prêtre et professeur de rhétorique en province, puis médecin par occasion, entré dans
l'administration à la Révolution, il était
poursuivi pendant la Terreur, à laquelle il
s'était montré hostile. Echappé à la proscription, il est nommé, au 9 thermidor, président de la commission du Jura. Mais ayant
fait une opposition militante au Coup d'État
du 18 brumaire, il est condamné à dix ans de
fers. Cette fois encore il s'en tire sain et sauf,
l'arrêt ayant été cassé. Cela ne le dégoûte
pas de conspirer ; de nouveau compromis
sous l'Empire dans une association secrète
avec Mallet, il a la chance d'échapper à la
police impériale, et réussit à gagner l'étranger. Rentré en France sous un nom supposé,
il va étudier la médecine à Montpellier, y est
reçu aide-major, et fait à ce titre la campagne
de Russie. De retour à Paris, il y prend le
grade de docteur en médecine (1). Mais dé-
goûté de la science d'Hippocrate autant que
de la politique, cet esprit changeant revient
à sa première vocation, l'enseignement, et se
livre particulièrement à la composition de
cours de grammaire assez estimés pour lui

(1) Il avait choisi pour sujet de thèse : « L'influence
des idées libérales et de la liberté sur la santé. »

valoir une mention élogieuse dans le *Tableau de la littérature française*, de J. Chénier. D'un génie inventif, Lemare, qui s'était occupé de l'application de la chaleur à l'industrie, avait, entre temps, attaché son nom à la *marmite autoclave*, et à un caléfacteur qui lui valaient l'approbation de l'Académie des sciences.

Les Médecins dans les armées.

A l'époque où la France se couvre d'échafauds, et même avant la Terreur, on voit des médecins qui, soit par patriotisme, soit par répugnance pour le régime politique qu'il leur faut subir, soit enfin pour échapper à la proscription entrent dans les hôpitaux militaires (1), ou courent vers la frontière s'enrôler parmi les défenseurs de la patrie, dans ces armées où le sang n'est répandu que pour l'indépendance nationale, et où les idées

(1) Tel TESSIER, le célèbre agronome qui, menacé en 94, se fait, à la faveur de son titre de médecin et grâce à des amis dévoués, envoyer à l'hôpital militaire de Fécamp sous un nom d'emprunt. Là il trouve une société savante où son savoir l'a bientôt décelé à *Georges* CUVIER, lequel lui garde son secret, et allait, lui-même, lui devoir d'être révélé à la France comme un des savants appelés à l'illustrer.

généreuses d'où est sortie la Révolution en 89
restent vierges des excès commis en son nom.
L'héroïsme de nos confrères y est à la hauteur de celui de nos soldats. Il en est, parmi
les plus jeunes, qui quittent leurs études et
prennent un fusil pour servir ainsi que PARI-
SET, BROUSSAIS, etc., comme simples volontaires (1). D'autres se confondent parmi les
élèves dans les hôpitaux et dans les écoles.
Tels LEGALLOIS, échappé de Caen où il était
poursuivi comme fédéraliste ; CHAPTAL, DAR-
CET, BERTHOLLET (2), ces illustres auxiliaires

(1) *Etienne* PARISET, celui qui fut le secrétaire éloquent de l'Académie de médecine. *Victor* BROUSSAIS,
le futur réformateur, alors âgé de 20 ans, s'enrôlait
dans une compagnie franche organisée à Dinan, se
distinguait en Vendée, entrait ensuite dans la marine
comme chirurgien, et revenait enfin poursuivre ses
études à Paris.

(2) A son profond savoir, BERTHOLLET joignait une
fermeté qui ne savait pas transiger avec le devoir.
Un jour, chargé d'analyser une eau-de-vie destinée à
la troupe et qu'on disait contenir du poison, il déclara
n'en point trouver de traces. Robespierre, que cela
paraissait mécontenter, lui dit : « Comment *oses-tu*
soutenir que cette liqueur n'est pas empoisonnée ? »
— Pour toute réponse, le jeune chimiste en vide d'un
trait un verre devant lui. « Tu as bien du courage ! »
s'écrie le dictateur. « Il m'en a fallu bien davantage
pour signer mon rapport », réplique Berthollet, qui ne
s'en serait pas tiré peut-être à aussi bon marché si
l'on n'eût eu besoin de ses services. (CUVIER, *Éloges*.)

de la guerre, préparant, grâce aux progrès récents de la chimie, devenue un instrument de victoire, ce qui manque le plus à la défense du pays, le salpêtre et la poudre. — Les élèves en chirurgie de l'école de Paris déposaient, en 92, une offrande de 2,000 livres sur le bureau de l'Assemblée, et proposaient de former une compagnie franche ou de servir comme médecins militaires. Déjà les chirurgiens de l'Hôtel-Dieu et les membres du Collège avaient offert leurs services gratuits dans la milice.

C'est de nos hôpitaux que partent ces missionnaires de la science, prodiguant partout où la France les appelle des trésors de savoir et d'humanité. Tels Coste, Lombard, Dufouart, Noel, Saucerotte (1), Desgenettes, Larrey et bien d'autres que je ne puis tous nommer. Tel *Pierre* Percy, chez lequel, dit Flourens, la passion du bien s'était toujours confondue avec l'amour de la science et de la

---

(1) Saucerotte (*Nicolas*), chirurgien en chef de l'armée de Sambre-et-Meuse en 94, membre associé de l'Institut et du Conseil de santé à leur formation. De ses quatre fils qui servaient avec lui dans les armées de la République l'ainé, *Louis-Sébastien*, confondu avec son père par Guérard, mourut du typhus à l'hôpital de Gand, dont il était médecin en chef.

gloire ; préoccupé sans cesse d'alléger la condition des hommes de guerre, et en qui les passions politiques du temps ne purent jamais étouffer les vertus civiques unies aux plus nobles sentiments du cœur. C'est ainsi qu'après les combats d'Augsbourg on le voit sauver des émigrés qui allaient se noyer dans un lac, et en soigner près de deux cents dans un monastère où il n'avait pas craint de les cacher. D'autres, surpris à Rhinfeld au nombre de 30, avaient été condamnés à mort ; notre courageux confrère loue un bateau et, la nuit venue, fait conduire ces malheureux de l'autre côté du Rhin. « Quel était, dit Pariset, qui nous raconte ces faits, le prix de cette action ? La mort. Percy le savait bien. » *(Eloges)* (1).

A une grande distance du précédent comme médecin d'armée, mais au premier rang par ses travaux et par son enseignement, *Charles-Louis* DUMAS s'était fixé en 92 à Lyon, sa

---

(1) Un décret de la Convention punissait de la peine capitale tout chef militaire qui faisait évader un rebelle prisonnier. Le prévenu pouvait être condamné, après un simple interrogatoire, sans avoir été défendu ; on promettait même des récompenses pécuniaires au délateur. (GOUVION-SAINT-CYR, *Campagnes du Rhin,* t. I.) Sous la Terreur la délation avait été, on le sait, érigée en devoir.

ville natale, lorsqu'à la suite du siège il fut jeté momentanément en prison, d'où il ne sortit que grâce au dévouement d'un ami. Entré pour échapper à de nouvelles poursuites dans la médecine militaire, où il trouve un noble emploi de son patriotisme, il est placé à l'hôpital de la marine à Toulon, puis appelé à l'armée des Alpes et d'Italie dans laquelle il déploie des talents qu'on ne peut, en raison d'une maladie grave, utiliser longtemps, mais qui le font désigner, en 95, pour une chaire à la Faculté de Montpellier, sur laquelle ses travaux devaient jeter un grand lustre.

Rien ne faisait prévoir, à l'époque de la Révolution, le rang honorable auquel s'élèverait dans notre art *Athanase* ROYER-COLLARD, le frère du célèbre parlementaire de ce nom. Professeur d'humanités à Lyon dans la congrégation de l'Oratoire (sans appartenir néanmoins à l'état ecclésiastique), il publiait en 91-92 le *Surveillant*, journal politique dirigé contre les Jacobins. Les massacres de septembre, qui se répètent dans cette malheureuse ville, le forcent de se réfugier à l'armée des Alpes dans l'administration des vivres. Mais il l'abandonne bientôt pour se tourner vers une carrière qui répondait mieux à ses aspirations élevées, et qu'il devait parcourir d'une manière brillante comme médecin en chef de la maison d'aliénés de Charenton, et dans la chaire de médecine légale nouvellement créée à la Faculté de Paris.

Le médecin en chef à l'armée du Nord Dufresnoy, un homme de·cœur qu'avaient fait connaître d'intéressantes recherches sur les propriétés thérapeutiques de plusieurs plantes vénéneuses, avait déjà subi une disgrâce pour avoir sollicité le ministre de la guerre en faveur de son prédécesseur inscrit sur la liste des émigrés, lorsqu'une aventure ridicule, que lui attira son zèle pour les recherches de botanique médicale, faillit avoir pour lui les plus graves résultats. Demandant un jour à l'un de ses correspondants qu'il avait chargé du soin d'en propager la culture à Cambrai des nouvelles de « ses chers rhus » (le *rhus radicans)*, il témoignait « l'espoir de les voir réussir. » Cette lettre interceptée l'avait fait accuser, devant le tribunal révolutionnaire d'Arras, d'entretenir des intelligences avec les ennemis de la patrie *(les Russes.)* Comme le pauvre Boucher, écrivant sous les verroux à sa fille, il eût pu dire : « Un botaniste passionné n'est pas un conspirateur ! » Ce pitoyable coq-à-l'âne ne lui eût pas moins coûté la vie, sans le 9 thermidor qui le renvoya cultiver en paix *ses chers rhus*.

Joseph Tissot, chirurgien en chef de l'hôpital militaire de Lyon, lequel, compromis en 93 dans les événements du siège et plus tard sous le Directoire, fut incarcéré à deux reprises, mais put rentrer au service, et vint, à la suite des campagnes de la Révolution, se fixer à Paris, où il acquit une considération méritée. — Dorthes *(Jacques-Anselme)*, médecin et naturaliste distingué à Nismes, d'où il partait volontairement en 94 pour l'armée dès Pyrénées en qualité de médecin des hôpitaux, mourait sur la brèche de sa profession à peine âgé de 35 ans.

Il ne me reste plus qu'à mentionner ici deux individualités chez lesquelles la qualité de médecin s'efface devant le rôle plus brillant qu'ils jouent dans l'histoire de nos armées, Doppet et Dessaix.

Tour à tour médecin, littérateur, homme politique et homme de guerre, *François* Doppet, né à Chambéry, avait d'abord servi dans l'armée française lorsqu'il vint à Paris s'essayer dans les lettres. Ses productions n'obtenant pas de succès, il se livre à la médecine. Quoique d'opinion très exaltée, on le

voit au 10 août, dont il est un des acteurs,
sauver la vie à quelques Suisses. Mais ne
réussissant pas à se faire une position dans
le monde médical, il revient à la profession par
laquelle il avait débuté. A une époque aussi
bouleversée, ces travestissements n'étaient
pas rares ; la Révolution a eu ses Gil-Blas.
Mêlé à la politique et ayant joué un rôle actif
dans la réunion de la Savoie à la France,
Doppet est nommé vice-président de l'assemblée des communes savoisiennes, et lieute-
nant-colonel de la légion des Allobroges,
formée en partie par ses soins. Arrivé par sa
valeur au grade de général, on le voit plus
tard figurer au siège de Toulon et à celui de
Lyon où, la ville prise, il fait de louables
efforts pour arrêter le pillage et les meurtres,
car il y eut de tout temps en lui un coin d'humanité qui le fait aimer. Forcé à quelque
distance de là de quitter pour raison de santé
le service militaire, il est élu aux Cinq-Cents
par le département du Mont-Blanc. Mais son
élection ayant été annulée avec 60 autres par
la loi du 22 floréal an VI comme entachée de
manœuvres jacobines, il disparaît de la scène
officielle, et meurt oublié à Aix, en 1800. —
De ses nombreuses productions littéraires,
médicales, militaires, œuvres disparates d'une

imagination vagabonde qui, n'effleurant que
la surface des choses, ne sait où se fixer, il
n'est resté que ses *Mémoires politiques et
militaires*, lesquels s'arrêtent en 94, mais ne
parurent qu'en 1807, et figurent au tome X
des *Mémoires relatifs à la Révolution.*

Fils de médecin, médecin lui-même, *Joseph*
DESSAIX, né en Savoie (1764), était venu, après
s'être fait recevoir à la Faculté de Turin, se
perfectionner dans son art à Paris. Il y rencontre Doppet, avec lequel il forme le projet
de porter les principes de la Révolution dans
leur pays natal. Y étant retourné dans ce but,
il est condamné à mort par le Sénat savoi-
sien. Mais ayant réussi à s'évader, il regagne
Paris et s'y occupe, de concert avec son com-
patriote, à organiser la légion dont il com-
mandait une compagnie le 10 août à l'attaque
des Tuileries. A la fin de la journée, il sauvait
comme Doppet, la vie à un grand nombre de
Suisses. Il a, dès lors, abandonné la profession
médicale, et va en 92 purger sa contumace,
en plantant, dit un historien de la Révolution,
le drapeau tricolore sur le mont Cenis. Elu
en 98 aux Cinq-Cents, il en avait été exclu
pour son opposition au 18 brumaire et pour
ses opinions ultra-démocratiques. Toutefois
réintégré en 1803 dans l'armée, il s'élevait

aux grades les plus élevés, et devait à la brillante carrière qu'il parcourut, l'honneur d'être inscrit un jour sur l'arc-de-triomphe de l'Étoile.

———

Doit-on conclure des nombreux traits d'humanité et de dévouement dont j'ai rappelé le souvenir, que tout est matière à panégyrique chez les médecins de cette époque troublée où la notion du bien et du mal est si fréquemment obscurcie dans les consciences, et lorsqu'il est parfois si difficile de savoir où est le devoir ? Il faudrait pour cela regarder nos confrères comme placés au-dessus de la nature humaine, de ses erreurs et de ses vices. Et puis si l'histoire prononce en connaissance de cause sur les agissements de ceux d'entre eux qui remplissent de grandes fonctions dans l'État, les recherches deviennent plus difficiles et d'une moindre importance, d'ailleurs, quand il s'agit de modestes praticiens qui n'ont laissé à aucun titre un nom dans nos annales, n'ont accompli aucun acte de nature à faire peser sur leur mémoire de hautes responsabilités. Il est cependant une classe de médecins auxquels il y aurait lieu de demander compte de la manière dont ils se sont acquittés de leurs devoirs professionnels. Tels sont ceux qui étaient chargés d'un service public requis par l'administration, appelés, par exemple, à donner leurs soins aux infortunés entassés dans les prisons de la Terreur. Mais les documents que l'on trouve à ce sujet dans les historiens, sont très rares. Dois-je dire qu'ils ne sont pas sans exception à l'honneur des fils d'Hippocrate? C'est ainsi que Beugnot confirme par son propre témoignage ce qu'il avait lu dans l'*Almanach des prisons*, etc., touchant la direction de l'infirmerie à la Conciergerie, ce vestibule de la guillotine. « C'était une chose curieuse (et triste assurément) que de voir avec quel dédain et quelle suffisance les médecins faisaient leur visite. Un jour le médecin en chef s'approche d'un lit, et tâtant le pouls d'un malade : — Ah ! dit-il, il est beaucoup mieux qu'hier. — Mais ce n'est pas le même, le malade d'hier est mort. — C'est différent; eh bien, que l'on continue la tisane ». *(Les prisons de Paris,* t. II.) *La tisane* jointe à la diète formait la base du traitement. Heureux les malades auxquels on ne prescrivait pas, suivant les errements d'alors, les saignées à outrance, lesquelles achevaient d'épuiser des malheureux arrivés pour la plupart à un degré extrême d'anéantissement physique et moral. THIERRY, médecin en chef de la Conciergerie et de l'Évêché, s'était notamment attiré l'animadversion de ses malades. Il avait pour adjoints les nommés MAURY et ENGUCHARD (ce dernier expulsé précédemment d'autres hôpitaux, mais replacé par le patronage de Fouquier-Tinville). Tous deux de connivence avec l'apothicaire Quinquet étaient parvenus à faire destituer un collègue bon et humain, BAYARD, coupable de s'être opposé à ce que l'on emmenât des malades destinés à comparaître devant le tribunal révolutionnaire (1).

On peut juger, au reste, avec quelle incurie le service médical était organisé dans les prisons, quand on voit la duchesse d'Orléans malade au Luxembourg où elle fut détenue

(1) C'est d'après Beugnot, à un dévouement de ce genre que Joséphine dût de ne pas suivre son mari, le général Beauharnais, à l'échafaud. Détenue et malade à la prison du Luxembourg, elle allait être conduite devant le terrible tribunal, lorsque le médecin qui la soignait attesta, à ses risques et périls, qu'elle n'avait que peu de jours à vivre. C'était quelque temps avant le 9 thermidor. De son côté Labussière, alors employé dans les bureaux du comité, prétend dans ses *Mémoires historiques* (sujets à caution), qu'il avait soustrait le dossier accusateur de la future impératrice, dont, tombé dans la détresse, il recevait des secours.

15 mois, y rester couchée jour et nuit sur une chaise longue, manquant presque de tout, et réduite à accepter les services d'une fille de mauvaise vie détenue comme elle. Michelet affirme que le régime des prisons, tel qu'il avait été établi par Couthon, était très raisonnable, mais qu'il devint détestable par la cupidité des entrepreneurs. Ce régime était d'ailleurs très différent suivant qu'on accordait ou non l'autorisation de faire venir des vivres du dehors. Ainsi d'une part on se plaignait, en février 94, au conseil général de la Commune, des repas splendides *(sic)* qu'y faisaient certains détenus riches, nonobstant la disette qui sévissait à Paris ; tandis que d'autre part les 73 girondins enfermés à la Force et condamnés à la détention jusqu'à la paix y étaient soumis à une nourriture infecte. Quand on lit l'histoire très détaillée des prisons par Nougaret, c'est à peine si l'on y trouve les traces d'une assistance médicale un peu régulière. — Mêmes contrastes dans le personnel affecté à ce service. Si, à l'exemple de certains médecins, quelques geôliers se distinguaient par leurs égards et leur humanité, d'autres se montraient d'une dureté et d'une grossièreté révoltantes. Tel Guyard succédant au bon Benoît, porte-clefs du

Luxembourg, et qui fut englobé plus tard dans le procès Fouquier-Tinville, en raison de ses cruautés envers les détenus. Brunet (P.-J.), chirurgien en chef de Bicêtre et témoin dans ce procès (avril 93), retraçait en termes indignés le tableau des tortures morales subies par les prisonniers, qu'on accusait de conspirer, lors même qu'isolés les uns des autres, la plupart se voyaient, dit-il, pour la première fois sur la charrette qui les conduisait à l'échafaud. (Buchez, t. XXXIV) (1).

Dans un autre ordre d'idées, j'aurais à citer de ces manquements graves à l'honorabilité qu'on observe par malheur en tout temps. C'est ainsi que l'on voit un chirurgien employé au conseil de santé, Laboureau, agent secret aux ordres du comité de salut public, jouer dans le procès des Hébertistes

(1) Les employés de l'administration avaient euxmêmes à souffrir de cet état de choses. « Quand donc, disait à Garat le pharmacien Bonnet, tout cela finirat-il ? La vie que nous menons ici est un enfer. On nous épie, et du moindre mot que nous proférons en faveur de quelqu'un, on nous fait un crime. » (*Mémoires*). Le suicide paraissait à cette époque préférable à certaines situations. Un médecin, averti qu'on va l'arrêter pour ne s'être pas rendu, pendant la nuit, aux ordres de la Commune dont il faisait partie, perd la tête et se jette par la fenêtre. (Taine, *loc. cit.*).

le rôle de prévenu, afin de se faire renseigner par ses co-détenus sur la conspiration. On trouva dans les papiers de Robespierre un rapport sur ce que cet homme avait vu et entendu pendant son séjour en prison, d'où il sortit pour simuler une conspiration devant le tribunal révolutionnaire, lequel naturellement le renvoyait absous (1). — De Maillé, blessé au 10 août à la défense des Tuileries, était dénoncé par un *ancien chirurgien* de sa maison, dans lequel il avait mis toute sa confiance. — Un jeune médecin du nom de Latouche, lié avec la Rouërie qu'il avait tiré d'une maladie grave, le dénonce à Danton, alors ministre de la justice, comme organisant un complot en Bretagne (cela se passait en juillet 92, peu de temps avant l'explosion de la guerre civile en Vendée). Latouche est engagé, soit à prix d'argent, soit autrement, à continuer son espionnage. Il va et vient de Bretagne en Angleterre pour s'y entendre avec les émigrés touchant l'opportunité d'une descente sur les côtes de France. La Rouërie, qui ne soupçonnait pas Latouche, donna dans le piège, et c'est ainsi qu'arriva le désastre de Quiberon.

(1) Laboureau avait publié en 90 un journal sous le titre de : *L'Avocat du peuple,* ou *Le Bon citoyen.*

Un autre médecin qui, à l'exemple de beaucoup de ses confrères, avait quitté la profession médicale à la Révolution pour se jeter dans la mêlée et faisait du journalisme, Roussillon, de la société des Jacobins, ne craint pas, lors du procès de la reine où il figure comme témoin et comme juge, d'accuser sans preuves personnelles cette malheureuse princesse d'avoir été l'instigatrice des massacres de Nancy et de ceux du Champ-de-Mars (dont il disait avoir été lui-même une des victimes), et d'avoir fait passer à l'empereur des sommes immenses *(sic)* pour soutenir la guerre (1). Il ajoutait qu'entré le 10 août aux Tuileries avec les assaillants, il avait trouvé sous le lit de Marie-Antoinette des bouteilles destinées indubitablement à faire boire les Suisses. Ce même personnage s'était présenté en février 93 à la barre de la Convention pour demander l'abrogation du décret rendu contre les auteurs des tueries de septembre ; son argumentation à l'appui est

(1) Un docteur *Brunier* qui donnait ses soins depuis 14 ans aux enfants de la reine, était aussi appelé comme témoin dans ce procès, mais il n'apprend rien et se fait accuser « d'agir avec bassesse » envers les rejetons de l'ancien régime. Marie-Antoinette lui reprochait, elle, trop de familiarité.

curieuse : « Ce qui prouve, disait-il, la légalité de ces meurtres, c'est que ceux qui en ont été les victimes ne se laissèrent renfermer dans les prisons par des tribunaux révolutionnaires que pour pouvoir en sortir en masse. » Robespierre mort, Roussillon ne fit plus parler de lui.

IV

Les Médecins pendant la Terreur.

Exécutés.

Bien que les médecins eussent été dénoncés dès 91 à la vindicte populaire par l'*Ami du peuple*, leur corporation fut celle qui, dans l'ordre du tiers, eut le moins à souffrir des immolations sanglantes de la Terreur. Appelés à soigner des hommes dans tous les partis, dans toutes les conditions, nos confrères s'étaient fait des obligés dans tous les camps.

Connaissant mieux que personne les besoins de leurs clients, ils servaient d'intermédiaires ou de trait d'union entre les classes.

Aussi voit-on, au fort même de la tourmente, des praticiens qu'on pouvait regarder comme suspects eu égard aux fonctions qu'ils avaient remplies à la Cour ou pour d'autres motifs, être appelés, grâce à la réputation dont ils jouissent, auprès de notabilités du parti révolutionnaire. Tel BARTHEZ, qui avait publié en 89 une brochure où il se montrait peu favorable à la séparation des trois ordres, et qui, émigré à l'intérieur, avait fui Paris pour se réfugier dans le Midi. On avait besoin les uns des autres, et il s'établissait comme un accord tacite entre d'anciens adversaires ; quelque chose d'analogue à la convention de Genève pendant la guerre. Ainsi on ne voit pas que les sommités médicales du temps, les Portal, les Pelletan, les Sabatier, les Deschamps, les Jeanroi, etc., protégés par le respect public et la reconnaissance de leurs clients, aient eu maille à partir, sauf dans quelques circonstances exceptionnelles, avec les comités révolutionnaires. Trop sages ou trop avisés pour se jeter dans la mêlée, on ne les voit figurer avec quelque retentissement ni dans la presse périodique, ni parmi les auteurs des innombrables pamphlets que chaque jour voit éclore. Rarement prennent-ils la parole dans les clubs ou se mêlent-ils aux

intrigues qui s'ourdissent dans les cafés (1).
Ce n'est pas qu'il faille attribuer cette absten-
tion aux calculs d'une prudence vulgaire ou
à de honteuses capitulations de conscience.
Mais ils jugeaient qu'il est des cas où la neu-
tralité entre opinions adverses est de devoir
professionnel. Et puis enfin la corporation
médicale n'appartenait pas à cette aristocratie
qui fut avec le clergé la grande victime dési-
gnée à l'avance aux vengeances populaires,
et la première sinon la principale pour-
voyeuse de la guillotine. Elle ne pouvait
sans doute y échapper entièrement à une
époque où les motifs les plus futiles suffi-
saient à une condamnation capitale (2) ; mais
la condition de fortune généralement modeste
des praticiens n'excitait pas la convoitise des
proscripteurs ; et d'ailleurs, d'origine plé-
béienne, on les savait acquis généralement
aux idées nouvelles. On permit même, par
une faveur singulière, à des médecins déte-

(1) On citait cependant un médecin nommé *Molette*,
comme l'un des orateurs les plus écoutés du café
Procope, le rendez-vous des politiciens du faubourg
Saint-Germain.

(2) Un officier de santé était exécuté, dans les
Basses-Pyrénées, pour avoir dit qu'il réservait à des
parents émigrés une barrique de bon vin pour la boire
à leur retour. (TAINE, *ibid.*).

nus de sortir momentanément de prison, accompagnés d'un garde, pour visiter leurs malades. — Cependant on voit Saint-Just, dans son rapport sur *Les factions de l'étranger*, accuser des médecins, mais d'une manière vague et sans nommer personne, de prendre le titre d'hommes de l'art, pour échapper, disait-il, aux poursuites dirigées contre les ennemis de la République. Dans le procès Chaumette et consorts, si le médecin LAMBIN échappait à la peine capitale que subissait l'élève en chirurgie ARMAND, son co-détenu, c'est que les témoins n'avaient pu s'accorder dans leurs dépositions. Vers le même temps, un docteur SCHAIFFER était compromis dans le procès Grammont. LACOMBE et QUESVREMONT dit Lamotte, montaient tous deux sur l'échafaud ; le premier, dans le procès des Hébertistes, ayant été accusé de pénétrer dans les prisons à la faveur de son diplôme ; le second, ex-médecin du duc d'Orléans, faisant partie d'une secte de fanatiques à la tête desquels on comptait l'ex-constituant dom Gerle, moine défroqué, et Catherine Théos, dite *la mère de Dieu*, douée, prétendait-elle, du don de connaître l'avenir. — Quelques années plus tard, DUTRONNE DE LA COUTURE, qui pratiquait la médecine à Paris, était condamné à mort par contumace pour participation à l'insurrection du 13 vendémiaire; mais ultérieurement absous, il retrouvait sa clientèle. La réaction thermidorienne fournissait aussi ses victimes; tel PARIS, d'Arles, médecin estimé, ex–président des Bouches–du–Rhône, lequel subissait plusieurs années de fers à la suite des massacres du fort Saint–Jean, dont il avait été simplement victime.

Si l'on récapitule le nombre d'individus appartenant à l'art de guérir dans ses diverses branches qui ont été suppliciés pendant la Terreur, on arrive au chiffre de 104 victimes. Nul doute, d'ailleurs, que prêts comme ils le sont en toute occasion à payer de leur personne dans les calamités publiques, nombre de médecins n'aient été enveloppés dans les émeutes, les jacqueries ou les massacres qui ensanglantèrent le pays dès 1789. Remarquons aussi que parmi ceux qui figurèrent dans la Constituante ou la Législative, quelques-uns seulement avaient reparu à la Convention et qu'ils s'y étaient ralliés pour la plupart au parti triomphant (1).

(1) C'est le chiffre donné par Prudhomme, avec le nom, le lieu d'origine, le tribunal, la date du juge-

Au nombre de ceux de nos confrères revêtus de fonctions officielles qui encourent la peine capitale, je relève (outre les deux Girondins Salles et Hardy), 4 chirurgiens-majors de l'armée de ligne, 2 chirurgiens de la marine royale, 3 élèves en médecine, 1 membre du comité révolutionnaire (Lapeyre), 1 maire, 6 conseillers municipaux (plus un contumace, Leroux); 1 conseiller de département, 1 médecin greffier de juge de paix.

Émigrés.

328 médecins et 540 chirurgiens, — chiffres considérables par comparaison aux précé-

ment et celle de l'exécution (t. I de l'*Hist. générale des crimes commis pendant la Révol., sous les 4 législatures.*) Il n'y a donc guère eu d'erreur possible, bien que cet auteur n'en soit pas exempt. Si Réveillé-Parise ne porte ce nombre qu'à 70 (*Gaz. méd.*), c'est qu'il n'y comprenait pas sans doute certains médicastres ou chirurgiens de village non titrés et exerçant conjointement une autre industrie ; tel un nommé *Fériol*, chirurgien et cabaretier à Lyon. — C'est par erreur que *Cledel*, médecin à la Convention, a été porté par quelques auteurs sur la liste susdite ; l'individu de ce nom décapité était bourrelier. En somme, sur 57 conventionnels guillotinés, on ne compte que 2 médecins et un seul (*Marot*) sur les 28 qui ont succombé à une mort violente.

dents, — avaient quitté la France ou furent portés sur la liste des émigrés, soit qu'ils eussent été compromis dans les événements (sièges de Lyon, de Toulon, etc.), soit qu'ils eussent voulu se mettre à l'abri des dangers qui les menaçaient. C'étaient, pour la plupart, des émigrés de la seconde série ou par force majeure : disons mieux, des proscrits. On n'en voit guère quitter le sol de la patrie dès le début, par point d'honneur ou par haine de la Révolution, comme le fit une partie de la noblesse, convaincue qu'on ne terminerait nos discordes civiles qu'en invoquant l'appui de l'étranger, « et fournissant ainsi aux ennemis de la monarchie le plus irritant des griefs. » (DE LESCURE). Il ne serait donc pas juste de confondre, ainsi qu'on le fit alors, avec les émigrés belligérants des fugitifs malgré eux, ne réclamant que le droit bien légitime d'échapper aux Jacqueries, aux proscriptions, à l'échafaud. Quelques-uns de ces naufragés de la tempête révolutionnaire se fixent définitivement, en leur qualité de médecins, en Suisse et en Belgique. Le plus grand nombre rentre en France à la faveur de l'amnistie (1802). — Citons ceux, en très petit nombre, auxquels s'attache quelque notoriété.

Louis VITET, né à Lyon en 1736 d'une

famille médicale où le mérite était héréditaire, praticien très estimé lui-même, avait embrassé chaleureusement les principes de 89. Administrateur de district, maire de Lyon et député à la Convention (92), il y avait voté avec la minorité dans le procès du roi et s'était retiré à la campagne, blâmant la marche suivie par les partis avancés de la Révolution. Enfermé à Lyon pendant le siège, il s'en échappe, la ville prise, et, décrété d'arrestation, se réfugie en Suisse. C'est avec Broussonnet, le seul des médecins ayant appartenu à la troisième assemblée qui figure sur la liste des émigrés. Il y est rayé après le 9 thermidor, lorsque les décrets qui s'en suivirent eurent rendu aux proscrits leur patrie et leurs droits, et rentre à la Convention d'où il passe aux Cinq-Cents. Energiquement opposé au 18 brumaire, il rentre dans la vie privée, laissant la réputation d'un citoyen honnête et courageux, d'un praticien instruit. Il avait publié deux ouvrages qui obtinrent en leur temps un succès populaire.

Un disciple et ami de Vicq-d'Azyr, REGNAULT (J.-B.), né à Niort en 59, était en 89 président de sa section à Paris, et membre de la première municipalité constitutionnelle. Entré à l'armée de la Moselle comme médecin militaire, il se voit par la modération de ses opinions en butte aux soupçons. Bientôt dé-noncé, comme ayant rendu des services à des émigrés, et averti qu'un mandat vient d'être lancé contre lui, il émigre à Hambourg, où il pratique pendant 10 ans, puis à Londres. Revenu en France avec les Bourbons, il est nommé médecin consultant du Roi et fonde vers la même époque le *Journal universel des sciences médicales.*

Médecin de Dumouriez, qu'il avait suivi à l'armée en 92, MENURET DE CHAMBAUD (*J.-J.*), passait pour lui avoir conseillé la résistance, lorsque ce général fut mandé à la Convention pour y rendre compte de sa conduite (1). Il lui faut de ce fait quitter la France. Réfugié à Hambourg, il en revient à la faveur de l'amnistie. Ce n'était pas un homme sans valeur ; D'Alembert lui avait confié des ar-ticles important dans l'encyclopédie. Auteur de quelques bons travaux en hygiène, il avait été couronné par la Société royale de méde-cine.

Le premier chirurgien du Roi et de Mes-

(1) Consulté par son client sur le *topique* qu'il lui fallait employer en cette conjecture, il aurait répondu, au dire de D. lui-même : « Général, deux grains de désobéissance, et autant de fermeté. »

dames filles de Louis XV, *P*. LASSUS avait quitté la France pour suivre ces princesses dans l'émigration. Mais il obtient d'y rentrer peu de temps après, à la faveur d'un arrêté autorisant le retour des émigrés en mesure de prouver qu'ils avaient utilisé leur séjour à l'étranger au profit de la science et du pays. — C'est dans des circonstances analogues que s'éloigne *Louis* MALOET, médecin en chef de la Charité et inspecteur des hôpitaux militaires. Attaché au service des sœurs du roi, il était naturellement désigné pour les accompagner en 93 à leur départ pour Rome. Porté sur la liste des émigrés, il ne peut rentrer qu'en 1802 en France, où ses biens avaient été vendus. On le comptait plus tard au nombre des quatre médecins consultants de l'empereur. — PETIT-RADEL *(Philippe)*, médecin à Paris, se jugeant menacé au 10 août s'enfuit à Bordeaux où il s'embarque pour les Indes, voulant, a-t-on dit, échapper à la réquisition militaire. Lorsque les évènements lui permettent de revenir en France, il occupe sans éclat une chaire à la faculté de Paris, laissant un grand nombre de productions médicales et littéraires oubliées aujourd'hui. — CARRÈRE *(J.-B.-F.)*, l'un des descendants d'une famille médicale honorée

par ses travaux, s'expatrie sous la pression
des mêmes évènements et se réfugie à Barce-
lone où il meurt en 1802, laissant inachevé
le principal de ses ouvrages, *(Biblioth. hist.
de la médecine)*.

Il me reste pour clore cette liste à y faire
encore entrer *(J.-B.)*, LEFÉBURE, BARON DE
SAINT-ILDEPHONT, l'une des figures originales
de ce temps, d'un intérêt médiocre cependant, si l'on ne considère que la valeur intrin-
sèque des nombreuses publications tombées
de sa plume. Attaché à la maison militaire de
Monsieur et n'ayant pas dissimulé son aver-
sion pour les idées nouvelles, il croit prudent
d'émigrer, et va pratiquer la médecine en
Allemagne, où il se réhabilite dans l'opinion
de ses compatriotes en succombant à Augsbourg à un typhus contracté en soignant nos
soldats, (1809). — Tour-à-tour écrivain politique, médical, auteur dramatique et poète,
Lefébure, s'il a parfois des idées neuves, se
montre le plus souvent superficiel dans ces
divers genres. A s'éparpiller ainsi, on
s'énerve, et notre trop fécond confrère eût pu
s'appliquer les vers de La Fontaine :

> J'irais plus haut peut-être au temple de mémoire,
> Si dans un genre seul j'avais usé mes jours.

La seule de ses productions qui ait trait à

notre sujet, a pour titre : *La République fondée sur la nature physique et morale de l'homme (Nuremberg, 97).*

V

Après la Convention.

On sait que les députés siégeant dans la Convention entraient pour les deux tiers dans les deux Assemblées instituées par la Constitution de l'an III. Ce sont parmi les médecins : Baraillon, Boussion, Fourcroy aux Anciens ; Baudot, Bergocing, Eschassériaux jeune, Hardy, Jard-Panvilliers, Lanthenas, Lepage, Vitel aux Cinq-Cents.

Aucun de nos confrères ne figure parmi les déportés de fructidor ; mais quelques-uns (Cadet, Duhem, Lacoste, Levasseur, Leroux, Taillefer) sont, nous l'avons vu, compromis dans les insurrections de prairial et de vendémiaire, l'une républicaine, l'autre royaliste.

Les médecins qui siégeaient à la Convention et qui avaient été exilés ou s'étaient enfuis, rentrés en France à la faveur de l'amnistie y reprennent la plupart l'exercice de leur profession. On ne compte guère dans nos rangs de ces faux Brutus réconciliés comme tant d'autres avec le pouvoir monarchique qu'ils encensent, et dont *Quinet* a dit : « à peine ces hommes de fer ont-ils senti la verge, que les voilà les plus souples des fonctionnaires de l'empire. » (la *Révol.*, t. II.) (1).

Cela ne peut cependant s'appliquer à tous les conventionnels. Il en est, comme Baudot qui conservent leurs convictions et supportent avec résignation l'exil, plutôt que de mentir à leur passé et de capituler avec le parti victorieux, lors même qu'ils sont reniés par leurs proches, et dans la situation la plus pénible (2).

---

(1) Lanfrey en donne la raison : « en étouffant les instincts de liberté, le jacobinisme avait façonné les âmes à la tyrannie et préparé les voies au despotisme impérial » (*Histoire de la Révol.*). A un point de vue moins humiliant pour notre amour-propre national, Sainte-Beuve fait observer « qu'il ne faut pas désespérer d'hommes qui, violents et chimériques hors des cadres réguliers, peuvent se montrer encore, la fièvre révolutionnaire apaisée, d'utiles serviteurs du pays ». Tels dans nos rangs Baraillon, Boussion, etc.

(2) Baudot séjourna longtemps dans un hospice d'aliénés, en Suisse, sans avoir, d'ailleurs, à s'en plaindre.

Je ne saurais mieux faire, en résumé, que de rappeler le jugement porté sur la situation par un de nos historiens les plus éminents : « Beaucoup d'illusions s'étaient perdues. On avait passé par tant d'états différents et vécu si vite en peu d'années que toutes les idées étaient confondues, toutes les croyances ébranlées... la violation des lois et les coups d'état contre les assemblées avaient été si fréquents qu'on avait pris l'habitude de ne plus les juger sur leur légitimité, mais d'après leurs suites. » (MIGNET, *ibid.*).

Faut-il donc s'étonner si, au sortir de ces formidables crises, on voit des hommes, tels que le sage Cabanis, s'abandonner au courant de l'opinion publique et se rattacher à cet établissement consulaire qui, à son origine, et, avant de faire de la volonté d'un homme l'unique règle du pays, relevait l'autorité, et, puissant au dedans comme au dehors, faisait renaître la sécurité en travaillant à la réconciliation des partis (1).

(1) Tous, cependant, n'en jugeaient pas de même ; témoin ce docteur *Bäch*, démocrate exalté, qui se tuait aux pieds de la statue de la Liberté pour ne pas survivre à la défaite de son parti. Nommé en 99 aux Cinq-Cents, sa nomination avait été annulée ; *indè iræ*.

VI

Les intérêts professionnels en face de la Révolution.

Je disais au début de cette étude, qu'à part les avantages résultant de l'impulsion communiquée à l'enseignement et aux progrès des connaissances médicales, nos intérêts professionnels n'avaient pas gagné autant qu'on pourrait le croire à l'intervention de nos confrères dans des affaires publiques, et en particulier à leur apparition dans les assemblées légiférantes. Hommes politiques avant tout, ils semblent, dans ce nouveau milieu, perdre de vue la science à laquelle ils doivent leur importance personnelle ou se montrer indifférents à ses destinées (1). Sans reproduire ici le tableau que j'ai retracé ailleurs et qui a été fait plus

______

(1) Cette indifférence avait-elle sa source dans l'individualisme, se substituant à l'esprit de corps ? « On n'a plus, dit Sainte-Beuve, les vertus de son état, parce qu'on n'en possède plus les convictions ou les vertus. »

récemment de la profession médicale avant la Révolution (1), je me bornerai à rappeler qu'au régime oppressif des corporations avait succédé l'indépendance absolue de leurs membres, laquelle, si elle était d'un grand prix, avait bien ses périls. Placé naguère au-dessous de la caste privilégiée, à un bon rang dans le tiers, quoique dans une situation modeste, l'homme de l'art voyait désormais les positions les plus élevées dans la hiérarchie sociale accessibles à son ambition, sans qu'on pût dire néanmoins que la profession elle-même y eût sensiblement gagné en considération ou en autorité morale. Ni dans la Constituante qui avait fauché tant d'abus, ni dans la Législative, ni même dans la première période de la Convention, lorsqu'il s'était agi de tout recréer, on n'avait songé aux réformes à introduire dans l'art de guérir, aux moyens de le mettre en rapport avec la crise économique qui atteignait notre situation professionnelle ; et, chose surprenante, lorsque le décret du 18 août 92 supprimant les facultés et les écoles fut promulgué,

(2) *L'histoire et la philosophie dans leurs rapports avec la médecine*. (1 vol. in-18 de 500 p.). — *La profession médicale il y a cent ans,* par le docteur TONY SAUCEROTTE (br. in-8), Paris, G. Masson.

aucune voix ne s'éleva des rangs de nos
confrères, soit dans l'assemblée souveraine,
soit dans le pays, pour demander que l'on
conservât, dans ce qu'elles avaient de bon,
des institutions dont la caducité était hors de
doute, mais qu'il eût fallu du moins remplacer par quelque chose de mieux. Comme
si les liens de la corporation une fois dissous
les médecins n'avaient plus à se préoccuper
que de leurs intérêts individuels, on les voit
assister impassibles à cette démolition radi-
cale, sans faire entendre aucune protestation
en face de l'effroyable licence qui, supprimant
toutes les sources du savoir, avait permis
à des hommes dépourvus de toute garantie,
au charlatanisme le plus éhonté, d'exercer
l'art de guérir, d'abord librement, puis, en
98, moyennant une faible patente qu'on ne
refusait à personne (1). Eh quoi ! subir cette
déchéance en face d'une révolution qui, dans
la pensée de ses promoteurs, n'avait brisé les
entraves opposées à la libre expansion de
l'esprit humain, les cadres étroits et usés dans

(1) Un décret rendu en avril 91 disposait qu'il est
« *licite et permis* » à tout citoyen d'exercer la profession de son choix. — Fourcroy constatait que du 18
août 92 à 1802, il n'y eut aucune réception régulière
de médecin ou de chirurgien.

lesquels s'immobilisait notre art, que pour
ouvrir une nouvelle ère à la science, quelle
déception ! Sans doute l'immense travail de
reconstruction entrepris dans toutes les direc-
tions par la Convention pouvait faire com-
prendre, jusqu'à un certain point, le retard
apporté dans la réorganisation et le recrute-
ment de la grande famille médicale, cependant on avait vu déjà s'élever quelques-uns
des grands établissements auxquels, lassée
de tant de destructions, cette assemblée avait
tenu à honneur de rattacher son histoire,
qu'on n'avait pas encore songé à sortir de
cette anarchie médicale. Comme s'il devait
suffire de remplacer les abus par des ruines !
Comme si l'on pouvait, sans péril pour la
sécurité publique, laisser chômer l'art de
guérir, ou l'abandonner à des mains
indignes ! On s'y résolut enfin lorsqu'appa-
rut la nécessité de remplacer les médecins
militaires que la guerre avait fauchés en
grand nombre (1). Trois écoles dites *de santé*

---

(1) « La Convention apprend avec sensibilité que
plus de 600 officiers de santé ont péri depuis 18 mois
dans les fonctions qu'ils exercent. » (*Rapport* de
Fourcroy.) Au dire de la *Biogr. des contemp.* (1821)
on ne trouvait plus d'officiers de santé pour remplacer ceux qui avaient succombé à une épidémie

contenant en germe les facultés dans lesquelles elles se transformeront plus tard, étaient créées le 14 frimaire, an III (4 décembre 94) à Montpellier, à Strasbourg et à Paris, où le nouvel enseignement organisé sur un vaste plan allait prendre un essor inconnu (1). On avait créé des chaires d'histoire de la médecine, d'hygiène, de physique médicale, de médecine légale, de chimie animale, de clinique. Les districts étaient chargés d'envoyer 300 élèves de 17 à 26 ans à Paris, 150 à Montpellier, 100 à Strasbourg. On leur allouait 1.200 francs par an, pendant 3 ans. Des auditeurs libres étaient admis à suivre les cours avec les boursiers (2). On était au 14 frimaire, an III. Mais cette

régnante dans l'armée des *Pyrénées-Orientales*, et il fallut en amener de force à Perpignan, sous l'escorte de la gendarmerie.

(1) Dès 1790, un plan analogue avait été conçu par Vicq-d'Azyr et publié dans le t. 9ᵉ de la Société royale de médecine, où, par suite des événements, il était resté enfoui.

(2) Un an, jour pour jour, avant la création de ces écoles, les professeurs de l'ancien collège de chirurgie avaient déjà ouvert d'eux-mêmes des cours d'opérations « où ils parurent, dit le *journal* de Perlet, portant dans leur chaire, en preuve de civisme, le bonnet rouge, livrée de la liberté. » Ces cours se faisaient dans l'amphithéâtre de médecine nouvellement

réorganisation incomplète, à ce point de départ, ne visait que les besoins des hôpitaux militaires ; elle ne fixait pas de minimum pour la durée des études, n'instituait ni examens ni diplômes. A la sortie de l'école, les élèves prenaient le titre bizarre d'*officiers de santé*, emprunté à l'ancien régime, et qu'ils conservaient même dans la pratique civile, l'art de guérir étant d'ailleurs resté accessible à tous (1). Ce ne fut que le 19 ventôse, an XI (9 mars 1803) que le célèbre chimiste auquel on devait l'organisation des écoles de santé présenta au corps legislatif la loi encore en vigueur aujourd'hui sur l'exercice de la médecine ; loi qui constituait incontestablement une très grande amélioration sur l'état de choses existant, bien que Guillotin en eût dit : « aux grands maux les petits remèdes. » On peut remar-

construit, et où, par parenthèse, mon aïeul Sauce-rotte fut le premier couronné pour son beau mémoire sur les *Contre-coups*.

(1) On avait fini cedendant par instituer des espèces de jurys de réception composés arbitrairement de 3 ou 4 praticiens qui se rassemblaient n'importe où, et s'arrogeaient le droit de délivrer des *commissions* (diplômes). Les médecins ainsi reçus étaient confondus avec ceux qui n'avaient pas la moindre notion de leur art.

quer, à ce propos, qu'à l'exception des orateurs officiels (Jard-Panvilliers au corps
législatif, Carret et Thouret au tribunat) les
médecins présents ne parurent prendre qu'un
médiocre intérêt à cette discussion. — Quant
au côté philanthropique ou économique de ces
grandes questions, il semblait également leur
échapper, bien que dès 89 les cahiers des
trois ordres eussent réclamé l'institution de
médecins et de pharmaciens des pauvres, la
création d'hospices cantonaux, la fondation
d'écoles de sages-femmes, la surveillance des
nourrices, etc. Le décret du 19 mars 93 qui
disposait, article 7, qu'une partie des fonds
destinés aux indigents serait affectée aux
infirmes et aux malades, était resté lettre
morte ; et quoique Tenon, Cabanis, Doublet,
eussent publié d'excellents travaux sur
l'amélioration du régime hospitalier et sur
celui des prisons, on ne trouve guère à citer
dans cette direction d'idées que la nomination d'une commission des hôpitaux par la
Convention. — En matière d'hygiène
publique, on avait vécu jusqu'à la création
du conseil de salubrité, sous l'Empire, sur
les travaux de la Société royale de médecine.

Un philosophe éminent disait il y a

quelque temps : « Ce n'est pas au moment où les révolutions s'accomplissent, que les effets bienfaisants s'en font sentir ; il faut du temps pour que les principes portent leurs fruits. Si la Révolution a momentanément interrompu le cours des études, elle leur a ouvert par la suite un champ bien plus large, plus fécond. » (JANET, *éloge de Lakanal*). Si cela peut se dire de l'enseignement et des progrès accomplis dans les sciences médicales, ce n'est plus également vrai de *la profession*. Nonobstant les velléités de réformes qui se sont produites au sein des assemblées parlementaires, en temps calme comme dans la période révolutionnaire (1), nous sommes encore sous le régime de la loi transitoire et incomplète qui nous régit depuis quatre-vingts ans. Comme si le corps médical, disait à cette occasion un de nos confrères, avait été choisi pour vérifier cette boutade connue :

---

(1) En 1820, 25, 29, 33, 47, 48, 54, 68, 72. Des pétitions adressées à ce sujet au Sénat en 1863 et 64 furent ajournées, sous prétexte « qu'on n'était pas suffisamment préparé pour la solution des questions proposées. » Or, notez, que M. de Salvandy avait, dès 1847, déposé à la Chambre des Pairs, 21 projets mort-nés sur la matière ! (*Le Concours.*) On y revient aujourd'hui, sera-ce avec plus de résultats ?

« qu'il n'y a en France rien de si durable que le provisoire ? » (*Le Concours*).

En sera-t-il toujours de même ? Aujourd'hui que les portes de nos conseils électifs s'ouvrent toutes grandes aux représentants d'un corps qui s'impose, comme on l'a dit, à l'estime et au respect de tous, peut-on espérer de voir enfin ceux-ci prendre en main ses intérêts, et le faire profiter du crédit dont ils jouissent dans l'ordre politique? (1). En ce moment où les questions de *révision* sont si fréquemment agitées, songent-ils à provoquer celle d'une législation arriérée, restée seule debout au milieu des réformes accomplies de toutes parts ? Outre la révision de la loi de l'an XI, que de *desiderata* incombent, en effet, à la sollicitude du corps médical et de nos gouvernants s'ils en avaient cure ! la création d'un conseil supérieur ou d'une direction de la santé publique ; — l'organisation de la *médecine cantonale* sur toute l'étendue du territoire ; — l'autonomie des

(1) Sans parler d'une cinquantaine de médecins qui siègent à la Chambre des députés, d'une vingtaine au Sénat, on porte à six ou sept mille (c'est-à-dire au tiers de leur effectif total) le chiffre de ceux qui ont pris place dans les conseils départementaux et municipaux et le nombre en augmente tous les jours.

conseils d'hygiène, dont les délibérations sont sans autorité ; — la répression de l'*exercice illégal* de la médecine par une pénalité moins dérisoire ; — la révision des *tarifs* de *médecine légale*, d'une honteuse parcimonie ; — l'admission de droit des médecins dans les commissions hospitalières ; — une organisation plus complète des *Sociétés de prévoyance* et du *Syndicat professionnel*, rien, de quelque manière qu'on en juge, n'étant plus propre que l'association à relever le niveau moral d'une profession et à lui assurer une protection efficace.

Réfutant Biot qui s'était montré hostile à l'intervention des hommes de science dans la politique et l'administration, Sainte-Beuve écrivait : « je ne vois point pourquoi, arrivés au sommet de leur ordre et à la plénitude de leur vie, les savants ne seraient point légitimement appelés à concourir de leurs lumières à la chose publique, à résoudre tant de questions pratiques et utiles qui intéressent la bonne police des sociétés humaines, et sur lesquelles ils ont qualité, plus que personne, pour décider. » Et l'illustre critique rappelait, à cette occasion, les services rendus pendant la Révolution par la science, par Biot lui-même *(Nouv. lundis* t. II).

C'est là aujourd'hui cause gagnée. Que par l'étendue et la variété de leurs connaissances, les médecins constituent, comme on l'a justement dit, le groupe social dans lequel le niveau moyen de la capacité intellectuelle est le plus élevé, c'est ce que l'on ne saurait contester. Il nous reste à souhaiter que, conformément au vœu formé par Sainte-Beuve, nos législateurs-médecins se recrutent plus souvent dans *les sommets* de la profession, sans se renfermer dans le cercle étroit des préoccupations politiques d'un jour.

FIN

Médecins et Savants cités dans cet ouvrage.

—

www.ingramcontent.com/pod-product-compliance
Ingram Content Group UK Ltd.
Pitfield, Milton Keynes, MK11 3LW, UK
UKHW021912070726
13613UKWH00001B/479